超简单实用的小偏方

主 编 李柳骥

中国医药科技出版社

内 容 提 要

　　本书以"简、便、廉、验"为原则，收录了日常生活中经常用得到的小偏方数百首，同时将用药常识巧妙地贯穿其中，帮助读者正确选择适合自己的中医处方。全书通俗易懂，读来轻松愉悦，可作为家庭常备的工具书。

图书在版编目（CIP）数据

　　超简单实用的小偏方 / 李柳骥主编. —北京：中国医药科技出版社，2014.3
　　ISBN 978-7-5067-6633-3

　　Ⅰ.①超… Ⅱ.①李… Ⅲ.①土方—汇编 Ⅳ.①R289.2

　　中国版本图书馆CIP数据核字（2014）第012122号

美术编辑　　陈君杞
版式设计　　邓　岩

出版　　中国医药科技出版社
地址　　北京市海淀区文慧园北路甲22号
邮编　　100082
电话　　发行：010-62227427　邮购：010-62236938
网址　　www.cmstp.com
规格　　710×1020mm $\frac{1}{12}$
印张　　25
字数　　287千字
版次　　2014年3月第1版
印次　　2014年3月第1次印刷
印刷　　北京九天众诚印刷有限公司
经销　　全国各地新华书店
书号　　ISBN 978-7-5067-6633-3
定价　　58.00元
本社图书如存在印装质量问题请与本社联系调换

编 委 会

我们这本小书，向您介绍了非常多的简单实用的"小方"，在开始阅读使用之前，我觉得有必要向您说明几个问题：

1. 什么是小方?

小方，通俗地说，就是组成和用法都很简单的方子。小方的组成一般都少于4味药物，我们经常见到"单方"、"验方"、"偏方"这样的字眼，可以说这些"方"就都是小方。小方能够长期被大家所接受，就在于它们的特点，这也正是它们的独特魅力所在。

2. 小方有什么特点?

简单讲，就是4个字——"简便廉验"。简，就是简单，组成药物少；便，就是方便，往往可以就地取材，或者是使用起来非常方便；廉，就是便宜，价格低，甚至不用花钱去药店购买；验，意思是效果好，虽然简单，但是效果一样不差，甚至有的时候可以说是疗效独特。

如果世界上有这么一种食物或者药物，它既便宜，服用又方便，还具有挺好的预防或治疗某种疾病的效果，那么谁会拒绝使用呢？谁会"只选贵的，不选对的"呢？

3. 小方应该怎么用?

简便廉验的小方，无疑是有一定效果的。但是作为医生，我们可以负责任地说：小方的效果，不能过分夸大，它不是灵丹妙药，不能代替各类处方药；小方的使用，也不是想怎么用就怎么用，只有正确地使用，才能发挥小方的最佳效果。

我们这里提供的小方，主要作用是预防保健以及器质性疾病正规治疗的辅助调理，

1

所以首先，如果是经过医院确诊的重大疾病，特别是各种急性病，如肺炎、心绞痛、急性肾炎等，建议您首先去医院治疗，以免延误病情；其次，如果您是在正规治疗的同时使用小方，最好能够征求医生的意见，以免药物之间发生化学反应，对人体造成不好的影响；第三点，小方虽然小，同样也是中药，要遵照中医理论使用，当然我们会尽量选择适用范围广泛的小方提供给您，但是也请您注意我们的提示，书中的小贴士里我们会介绍一些相关的中医常识和使用注意，希望能够帮助大家更好地应用小方，同时也能增加一些中医常识，不仅会用，还能知道为什么这么用。

4. 关于这本书

由于上面所说的这些原因，我们不想让这本小书变成疾病治疗手册，让您以为小方能包治百病，也不想让它成为秘方大全，让您在需要正规治疗的时候误入歧途。我们从实用的角度出发，首先列举现代人从头到脚容易出现的各种不健康表现和相应的调理方法，方便读者查询使用；接下来介绍各种常见慢性病的小方调理；随后根据现代人的特点，针对不同人群以及特殊人群（女性、男性、儿童、老人、职场白领等）的生理状况和多发疾病，精选了具有美容养颜、减肥瘦身、强身健体、调整改善体质、抗衰老、抗疲劳等作用的实用小方，推荐给您；最后一部分，向您介绍各种体质（气虚、阳虚、血虚、阴虚、痰湿、湿热、气郁、血瘀等）的简单调养方法。这四大部分内容，相信能够给绝大多数读者带来一定的收获。它虽然不是满汉全席那样的饕餮盛宴，但我相信，我们全体编者用诚心和努力烹调的这份精致小菜，也一定能够带给各位读者别样的健康关怀。

编　者
2014 年 1 月

目　录

超简单实用的 小偏方

第二章　小方虽小也治病

超简单实用的 小偏方

第三章 特别的爱给特别的你——因人而异话小方

超简单实用的　小偏方

第四章 天生我"体"各不同，辨体而调保健康

小方——给你从头到脚的关怀

中国有句古话叫"防患于未然",老百姓也都听过"千里之堤,溃于蚁穴"的典故,这是说,很多时候在灾害还没发生前做工作之灾害发生后做补救要好得多,那么在人体同样也有这种问题。日常生活中,每个人总会有这样那样的身体不舒服,你去医院检查,也许各项指标都正常,也许有些指标有点不正常,但是医生告诉你:这还不能诊断成某种病。作为临床大夫,他的工作就是治疗各种各样的"病",如果你没有"病",那么大夫当然不能给你治。可你往往还是很不舒服,这个时候怎么办?有的人心宽,可能就不管了,有的人比较谨慎,可能会选择去看中医。其实,这个时候你也可以选择"自医"——你所感到的种种不舒服,实际上就是你的身体对你发出的健康警告,它们在提示你:这里出问题了,需要修理了!这就是你修理身体零件的时候了。有人会问了:我不是医生,我怎么修理这些"零件"呢?别着急,让小方来帮助你。

下面,我们逐个介绍人体从头到脚最常见的一些问题,并且选择了一些非常简单实用的小方子推荐给你。按照要求去使用它们,可以帮助你和自己的身体做一次深入交流。学会与自己的身体沟通,明白它的感觉和需要,体会它的节奏与规律,寻找到和它最好的相处方式,那么,你就找到了健康。

第一节　还你乌黑秀发

黄种人的健康头发应该具备这三个特征：质地强韧有弹性，颜色乌黑有光泽，疏密适中。中医学认为，头发与人体的肾精和肝血关系最密切，"肾藏精，其华在发"，"肝藏血，发为血之余"，人体肾精、肝血充足，头发自然乌黑亮泽，不易脱落。所以调理好你的肝肾，头发自然健康美丽。另外在日常生活中还要注意平衡饮食，作息规律，不熬夜，保持情绪平稳，这些都跟头发健康有很大的关系。

一、白　发

人的头发变白的原因大概有自然衰老、精神因素、营养不良、某些疾病等。防止头发变白或者辅助治疗白发的食疗方子大多用黑芝麻、黑豆、核桃、红枣、桑椹、枸杞等为主，这些外观黑色、红色的食材往往具有补肾、养血的作用，平时适当多吃一些，比如把炒熟的黑芝麻磨成粉，吃饭时洒一点在米饭或粥里，长期坚持，一定有效果。

小贴士

肾虚的常见表现有哪些？

平时手脚凉、怕冷、腰酸腿软、健忘，甚至会出现耳鸣耳聋、尿频、性欲降低、早衰等情况。

◎ **益肾乌发粥**

【组成】小米 2/3 杯　黑芝麻 1/3 杯　枸杞子 20 粒　核桃 2 个

【制法】把以上 4 种原材料洗干净后，倒入豆浆机里，加足量的水，选"五谷豆浆"或"米糊"功能煮熟。

【用法】每天吃 1 碗，连续吃 1 ～ 3 个月。

【功效】益肾乌发。

【适用人群】一般人都可以使用，特别适合肾虚的人。

专家提示　①小米有养胃补血的作用，民间产妇生完孩子常喝就是因为它的这个作用。②黑芝麻、枸杞、核桃仁可以补肝肾。③《神农本草经》里记载枸杞子"久服坚筋骨，轻身不老"，具有很好的保健强身作用，但是平时爱上火的人不能常吃。

◎ 健脾乌发粥

【组成】龙眼肉 10 克　莲子 15 克　大枣 10 克　粳米 50 克

【制法】把原材料洗干净，莲子去掉中间的心，大枣掰开去核，最后一起煮成粥。

【用法】每天吃 1 碗，连续吃 1 个月。

【功效】补益气血，乌发，健脾安神。

【适用人群】一般人都可以使用，特别是脾虚的。

专家提示　①龙眼肉益心脾、补血，莲子养心肾，大枣、粳米补气养血。②大枣，据《神农本草经》记载可以"安中养脾，助十二经，平胃气，通九窍，补少气、少津液、身中不足"，是一味作用广泛的食疗佳品。

◎ 益脑乌发方

【组成】制何首乌 150 克　核桃仁 300 克　黑芝麻 2 斤

【制法】把核桃仁和黑芝麻炒熟，再把 3 种原材料分别打成粉后混匀，装在玻璃瓶里密封好。

【用法】每次取出 20～30 克，加入适量红糖和水一起调成糊状，连续吃 1～3 个月。

【功效】补肝肾，益脑乌发。

【适用人群】一般人都可以使用，尤其是脑力工作者。

专家提示　①工作或学习压力大，思考问题多，用脑过度，常常感觉疲劳，记忆力下降的人，特别适合用这个方子。②这里用的何首乌一定要是制过的，不是生何首乌，两种药物作用是不一样的，不能搞错。

小贴士

脾虚的常见表现是什么？

脸色发黄少光泽，气短不想说话，或者说话有气无力，吃饭不香，大便不成形，头发蒙，眼皮发沉，白天容易感觉疲劳，睡觉不深，容易醒。有的人，尤其是小孩，还会出现睡觉时流口水的情况。

小贴士

根据研究，何首乌不仅可以补肝肾、强筋骨、乌发，还可以保护脑细胞，提高记忆力。

第一章　小方——给你从头到脚的关怀

案例 有这样一位年轻的男性患者，公司白领，由于工作压力大，经常熬夜加班，两年来长了不少白头发，而且有疲劳、焦虑、记忆力下降等症状，由于不能坚持长期吃中药，我就把益脑乌发方介绍给他，让他坚持长期服用。1个多月后再见，他的白头发明显减少，再加上适量运动，调整生活习惯，三餐规律，不熬夜，其他各种症状都有减轻，心情轻松，工作效率也提高了，不仅自己感觉精力充沛，别人看来也容光焕发，整个变了个人似的。

二、头皮屑

头皮屑是表皮的角质层不断地剥落产生的，也是人体新陈代谢的结果。正常头皮细胞的更替周期是 28 天，皮肤细胞完全成熟后，以肉眼无法看见的微小细胞剥落。而有头屑的头皮，更替周期是 14 ~ 21 天，不成熟的细胞到达皮肤顶层，就会以肉眼可见的碎片剥落，而形成头皮屑。如果头皮屑过多，毛孔被堵塞，就会造成毛发营养不良，处于衰弱状态，容易引起细菌在局部增殖，刺激皮肤产生瘙痒。常见的容易引起头皮屑增多的原因包括睡眠不足、精神紧张、过度疲劳等。

小贴士

头皮屑过多的人，平时饮食要注意少吃煎炸、油腻、甜食、辛辣、酒精以及含咖啡因的食物。均衡的营养、清淡的饮食、愉快的心情是防止头皮屑过多的重要条件。

◎ **姜醋洗发方**

【组成】生姜 5 片　食醋 50 毫升

【制法】把生姜放入水中煮沸，再加入食醋 50 毫升和适量温开水洗头。

【用法】每周使用 2 ~ 3 次，坚持 1 ~ 3 个月。

【功效】止痒去屑，乌发亮发。

【适用人群】使用后没有过敏现象的人。

专家提示 在洗头前，先用生姜切片，轻轻擦涂头皮，可以刺激毛囊，对头屑过多和脱发都有好处。

◎ **洋葱去屑方**

【组成】洋葱 1 个

【制法】把洋葱捣烂成泥状，用纱布包好。

【用法】用纱布包好的洋葱泥轻轻拍打头皮，使洋葱汁均匀地敷在头皮上。过 3 ~ 5 个小时以后再用清水洗干净，每周使用 1 ~ 2 次，坚持 1 ~ 3 个月。

【功效】去头皮屑。

【适用人群】使用后没有过敏现象的人。

专家提示 本方虽小，疗效不错，对于去除头皮屑和治疗脱发，均有效果。

◎ **桑皮洗发方**

【组成】桑白皮 50 ~ 100 克

【制法】桑白皮加适量的水，煮沸后用小火煎 20 分钟。

【用法】过滤掉药渣，药液加入适量的温水洗头，每周使用 1 次，坚持 1 ~ 3 个月。

【功效】去屑，防脱发。

【适用人群】使用后没有过敏现象的人。

专家提示 桑白皮可以行气利水，改善头皮局部的血液循环。以上 3 个方子可以交替使用，对头发很好的哦！

案例 王经理 45 岁，是一家公司的销售经理，由于经常要和客户面对面交流，他很注意自己的形象。可是让他苦恼的是，他的头皮屑很多，头皮经常瘙痒，两天就要洗 1 次头，否则就痒得受不了，试过很多去屑止痒的洗发水都不太管用。在门诊，通过中药调理，配合交替使用以上三个外敷外洗的方子 2 个多月，同时按照要求调整饮食和作息规律后，头皮发痒的感觉基本消失了，头皮屑也明显减少，再也不用为了头皮屑而苦恼了。

三、脱 发

正常情况下，每人每天脱落的头发大约有 60 ~ 80 根，梳头和洗头时经常出现较多的脱发，这是休止期的毛发受牵拉而脱落，用不着过分紧张。但是，如果每天脱落的头发超过 100 根，从而引起头发稀疏，就是一种病态了。中医学认为头发的生长跟血相关，"发为血之余"，肝藏血，主疏泄，主生发，所以头发的生长和肝的关系非常密切。同时"肺主皮毛"，"肾藏精，其华在发"，肺气足不足，肾精充盛不充盛，都影响到头发的新陈代谢。如果肝血不足，肺气虚，肾精受损，头发就容易变白和干枯，并导致脱发。生活中，熬夜和精神压力过大最容易耗伤肝血，也是最容易引起脱发的原因，所以脱发的人一定要注意调整作息时间，保证充足的睡眠，同时要让自己减轻压力，这样才能从根本上解决脱发的问题。

小贴士

日常饮食中可以适当多吃粗粮、黑芝麻、豆类、坚果、胡萝卜、菠菜、鱼虾等。忌烟酒，少吃辛辣刺激食物，忌油腻，少吃甜食。还要减少染发、烫发的次数，减少吹风机的使用。

小贴士

侧柏叶有益阴清热凉血的功效，可以生发乌发。它的生长形态就像是一根根头发长出来的样子。

◎ 生发洗发方

【组成】桑叶 50 克　生姜 10 片

【制法】桑叶和生姜加入适量水，煮沸后用小火煎 20 分钟，再加入适量温水洗头。

【用法】每周使用 2～3 次，坚持 1～3 个月。

【功效】生发，防脱发。

【适用人群】使用后没有过敏现象的人。

专家提示　①一片生姜大约是 1 元硬币的大小和厚度。②关于桑叶，《本草纲目》记载它可以"明目长发"，也有促进头发生长的作用。

◎ 生发梳发方

【组成】核桃仁 50 克　侧柏叶 50 克　韭菜子 50 克　高度白酒 1 斤

【制法】把核桃仁、侧柏叶、韭菜子放入白酒中浸泡 7～10 天后就可以使用了。

【用法】每天用木梳子沾上一点倒出的药酒，梳头发和头皮 2～3 次，每次 3～5 分钟。

【功效】乌发生发。

【适用人群】使用后没有过敏现象的人。

专家提示 侧柏叶清虚热，核桃仁、韭菜子温肾阳。平时有肾阳虚症状如怕冷、手脚凉等，同时又容易上火的人，特别适合用这个方子。

案例 27岁的小张是一位设计师，平时工作很不规律，往往接到任务就要加班加点地完成，所以经常熬夜。她说自己早上起床、梳头和洗头的时候都要掉很多头发，但没有其他不舒服的感觉，头皮也不痒，于是我们建议她使用生发洗发方和生发梳方，并调整作息，尽量早睡早起，每天保证7、8小时的睡眠时间。经过2个月的调理，她说自己掉头发的症状已经基本没有了，精神状态和情绪也都有改善。

◎ 去油生发方

【组成】侧柏叶　桑叶　苦丁茶各20克

【制法】以上3种原材料加适量水，煮沸后用小火煎30分钟，过滤掉药渣，再加适量温水洗发。预留出少量药液用来浸湿毛巾。

【用法】用药液加温水洗发后，再用浸湿药液的毛巾敷在头顶上30分钟，之后不用清水漂洗，过2～3天以后再用清水洗干净。

【功效】去油生发、防脱发。

【适用人群】头发出油多，使用后没有过敏现象的人。

> **小贴士**
>
> 苦丁茶可以清热除烦，还有降血脂、降血压、提神醒脑的作用。

专家提示 ①头皮头发出油多，一定先用洗发水把头发洗干净后再使用上面的方子。②被医生诊断为脂溢性脱发，平时头皮头发出油多，容易上火的人，特别适合用这个方子。

案例 孙师傅是学校的教室管理员，我们经常打交道，有次他跟我说，他最近一年头发掉的特别厉害，才50出头的人，都快谢顶了。去医院检查，医生说是"脂溢性脱发"，另外血压、血脂也偏高，问我有没有什么简单方法可以治这个。我就把去油生发方写给他，让他试试。过了 3 个多月，又碰到他的时候，他很高兴地告诉我，坚持用了那个方子一段时间，同时注意清淡饮食，适量运动后，头皮出油明显减少，掉头发也减轻了，以前升高的血压、血脂都有不同程度的下降，他决心继续再用一段时间。

第二节　健康从"头"开始

从古至今的养生达人们都十分重视头部的养生保健，头是人体所有阳气的汇聚之处，有"诸阳聚于头"、"头为诸阳之会，百脉所通"的说法，保持头部的经络气血通畅，可以提神醒脑，缓解疲劳，减慢大脑老化，延缓衰老。为了健康，让我们第一步从"头"开始。

一、头　痛

头痛是临床上最常见的症状之一，涉及的疾病范围非常广，尤其是在神经系统疾病中更加常见，病因十分复杂，发病率高，几乎 90% 的人一生中都有头痛发作。中医学认为头痛是由于外感或内伤等原因，致使头部的脉络收缩或失养，清窍不利所引起的以头部疼痛为主要临床特征的疾病。头痛既是一种常见病证，也是一个常见症状，可以发生于多种急慢性疾病过程中，有时也是某些相关疾病加重或恶化的先兆，不能忽视。

小贴士

　　川芎行气活血，白芷燥湿止痛，远志祛痰安神，冰片通窍止痛。让药物通过鼻黏膜吸收，是治疗头痛很有效的一种方法哦！

◎ **塞鼻止痛方**

【组成】川芎 20 克　白芷 20 克　远志 20 克　冰片 2 克

【制法】把以上 4 种中药一起打成细粉末并混匀，密封保存。

【用法】头痛发作的时候，用干净的纱布包少量药粉塞鼻孔。右侧头痛塞左侧鼻孔，左侧头痛塞右侧的鼻孔。

【功效】快速止痛。

【适用人群】一般人都可以使用，孕妇忌用。

专家提示 经常头痛的人，平时要少吃巧克力、乳酪、酒、咖啡、茶叶等，饮食应清淡，忌辛辣、生冷的食物。

◎ 萝卜汁止痛法

【组成】白萝卜适量

【制法】白萝卜切碎捣烂，过滤出白萝卜汁。

【用法】头痛发作的时候，月棉签或棉球沾上白萝卜汁塞入鼻孔中。左侧头痛塞右鼻孔，右侧头痛塞左鼻孔。

【功效】理气止痛。

【适用人群】一般人都可以使用，孕妇慎用。

专家提示 白萝卜可以促进消化，加快胃肠蠕动，特别适合便秘的人。

◎ 川芎鸡蛋方

【组成】川芎20克 鸡蛋1～2个

【制法】先煮荷包蛋到半熟的程度，然后捞出，用牙签或干净的针在荷包蛋上刺很多个小孔。川芎加适量水煮沸后，小火煎15分钟。最后把刺孔的荷包蛋放入煎好的川芎药液里煮熟，吃鸡蛋喝药液。

【用法】每周食用1～2次。

【功效】补血活血，祛风止痛。

【适用人群】一般人都可以使用，孕妇忌用。

专家提示 川芎活血行气，祛风止痛，鸡蛋补虚安神，一起使用补血又活血。

> **小贴士**
>
> **气血虚的头痛有哪些常见的表现？**
>
> 常常伴有头晕，疲劳时头痛容易发作或加重，精神不振，乏力困倦，面色没有光泽，食欲不好，甚至有神经衰弱、睡眠欠佳、梦多等症状。

案例 邓阿姨是我的邻居，在居委会工作，她平时精力充沛，人又开朗，对什么人都是笑脸相迎。可她有个最"头痛"的毛病——偏头痛，已经有十多年了，每个月都要发作 1～2 次，症状严重的时候会持续好几天，甚至疼得想用头撞墙。用各种方法治疗过很多次，病情总是好好坏坏，我就建议她试试塞鼻止痛方和川芎鸡蛋方，方法简单，也容易坚持。2 个月后，在路上碰到她，她挺开心地告诉我，每次头痛发作的时候，用塞鼻止痛方，疼痛程度立即减轻，持续时间也变短，平时再配合用川芎鸡蛋方内服，头痛发作的次数也慢慢减少。加上她也注意保持情绪平稳，作息规律，生活质量有了很大的提高，感觉生活更美好了！

二、头 晕

头晕是常见的症状，轻的表现为头晕眼花、视物不清、行走不稳、头重脚轻等；严重的出现如坐舟船、旋转不定、不能站立，伴有恶心、呕吐、出汗、面色苍白等，甚至会突然晕倒。中医学认为，头晕的原因主要有两方面：一个是邪气侵犯，如肝阳、痰湿、风邪、瘀血等；另一个是虚，如肝肾不足，精血亏虚，或脾虚，气血不足等。很多人认为头晕是小毛病，肚子饿了会头晕，女性经期前后会头晕，人蹲久了突然站起来也会头晕。偶尔头晕，应无大碍。不过，如果长时间头晕，就应当小心，因为可能是重病的先兆。

小贴士

天麻具有平肝熄风的作用，是常用的治疗头晕的中药；鸽子肉具有补虚的作用，合在一起就可以治疗各种类型的头晕。经常出现头痛眩晕、肢体麻木的人也可以吃。

◎ 止晕汤

【组成】鸽子 1 只　天麻 10 克

【制法】把鸽子去掉内脏后洗干净，肚子里装入天麻，把开口用线缝住，在砂锅里加入适量水，和鸽子的心肝一起大火煮开后小火炖，直到鸽子肉熟烂，汤变成白色。注意煮的时候不能加盐。

【用法】喝汤，吃掉肉和天麻，1 次吃不完可以分几次吃。每个月吃 2～3 只鸽子，坚持 3 个月。

【功效】补益气血，防治头晕。

【适用人群】一般人都可以使用，孕妇忌用。

专家提示　老年人的头晕，常常是由于脑动脉硬化、大脑缺氧引起的，不可大意。

◎ 独活鸡蛋方

【组成】独活 30 克　鸡蛋 2 个

【制法】把鸡蛋洗干净后和独活一起加水煮熟，取出鸡蛋，剥去蛋壳后用牙签或干净的针扎几个小眼，再放入药液中煮 15 分钟。

【用法】去掉药渣和药汤，只吃鸡蛋，1 周吃 4 个鸡蛋，连续吃 1 个月。

【功效】止头晕，并预防复发。

【适用人群】一般人都可以使用，孕妇忌用。

专家提示　独活祛风胜湿，散寒止痛，特别适合有风湿关节痛的人。

◎ 炖鸡小方

【组成】黄芪 50 克　天麻 50 克　钩藤 50 克　母鸡 1 只

【制法】把上面 3 种中药加适量水，和母鸡一起放入砂锅里炖熟，注意不要加盐。

【用法】吃鸡肉喝鸡汤，1 周吃 1 次。

【功效】补气血，止头晕。

【适用人群】一般人都可以使用，孕妇忌用。

专家提示　方子里的黄芪、母鸡补气，天麻、钩藤平肝熄风止头晕。这个方子特别适合气虚的人。

案例　我家楼下杂货店老板的父亲有脑动脉硬化，2 年多来经常头晕，发作的时候头晕目眩，不能走路。有次我去买东西，老板知道我是医生，就问我有没有什么简单方法可以治治他父亲的头晕，我就想到了止晕汤。用了 3 个月后，他说他父亲的头晕发作次数变少了，头晕的程度减轻了，去医院检查动脉硬化也有减轻。后来又同时服用炖鸡小方，整个身体状态也有了明显好转。

三、健 忘

　　健忘就是大脑的思考能力暂时出现了障碍。中医学认为造成健忘的原因主要是头部的气血不足、肾虚和痰湿阻滞。另外，精神紧张、情绪压抑、过度烟酒、缺乏运动等也是导致脑细胞疲劳、记忆力减退的重要因素。现在，健忘已经不是老年人的专利了，在压力增大、健康透支的社会背景下，越来越多的年轻人加入了"健忘一族"的行列。

超简单实用的 小偏方

◎ **药酒方**

【组成】核桃仁 300 克　枸杞子 300 克　女贞子 200 克　大枣 50 克
　　　　高度白酒

【制法】把以上原材料装入玻璃瓶，加入高度白酒，酒要没过药材，密封浸泡 15 天后就可以服用了。

【用法】每天取适量药酒，加入适量蜂蜜后饮用。

【功效】健脑补肾。

【适用人群】一般人都可以使用，孕妇忌用。

专家提示　《神农本草经》记载女贞子"主补中，安五脏，养精神，除百疾"，具有抗疲劳、抗衰老的作用。

◎ **补脑汤**

【组成】黄精 30 克　玉竹 30 克　决明子 9 克　川芎 3 克

【制法】以上药物加入适量水，用大火煮沸后小火煎 20 分钟。也可以用开水冲泡后代茶饮。

【用法】每天服用，坚持 1 ~ 3 个月。

【功效】补肾清肝。

【适用人群】一般人都可以使用，孕妇忌用。

专家提示　这个方子里的黄精作用是滋补脾肾，玉竹能滋阴润燥。对于脑力消耗过度，常常出现健忘、失眠、疲倦、头痛头晕、烦躁易怒等症状的人，特别适合用这个方子。

◎ 健脑益肾方

【组成】核桃仁 50 克　黑芝麻 50 克　桑叶 50 克

【制法】把以上原材料打成粉后混匀，密封保存。

【用法】每天早晚各取药粉 10 ~ 15 克，用温开水送服，坚持 1 ~ 3 个月。

【功效】健脑益肾，提高记忆力。

【适用人群】一般人都可以使用，孕妇忌用。

专家提示　中医学认为黑芝麻可以补肝肾、润五脏、益气力、填脑髓。素食者和脑力工作者应该多吃黑芝麻。

四、多　梦

人会做梦是大脑健康发育和维持正常思维的需要，所以长期不做梦的睡眠反而值得警惕，但要是长期做恶梦或者整晚都在做梦的人，也需要调整身体和心理状态。中医学认为多梦的原因主要有气血不足、情志受伤、阴血亏虚、痰热内扰、饮食不节等。西医学认为神经衰弱、大量脑力劳动导致脑神经兴奋过度、睡姿不正确等也会导致多梦。

◎ 安神汤

【组成】花生叶（用花生壳也可以）30 克　大枣 10 个　浮小麦 20 克

【制法】用以上原材料加适量水，煮沸后小火煎 20 分钟。

【用法】取药汁在睡前服下，连服 7 天。服药时忌吃海鲜，不喝茶、咖啡。

【功效】宁心安神。

【适用人群】一般人都可以使用，孕妇忌用。

专家提示　浮小麦益气除热，大枣补脾和胃。平时多梦、失眠、神经衰弱、急躁易怒的人，特别适合用这个方子。

◎ **代茶饮方**

【组成】柏子仁 5 克　酸枣仁 10 克　山茱萸 10 克

【制法】以上 3 种中药用沸水冲泡后代茶饮。

【用法】坚持每天下午和晚上服用。

【功效】宁心安神。

【适用人群】一般人都可以使用。

专家提示　柏子仁、酸枣仁养心安神、润肠通便。山茱萸补益肝肾。多梦、失眠、入睡困难、脾气急、大便不通的人，特别适合用这个方子。

案例　邻居陈叔叔的女儿小陈经常上夜班，长期昼夜颠倒的生活让她睡眠质量很差，梦特别多，一睡着就做梦，起床后总感觉头脑发蒙不清醒，明明睡眠时间不短，可就是跟没睡似的，非常疲劳，浑身没劲。我建议她试试这两个小方，她就按照我告诉她的方法，轮流服用安神汤和代茶饮方。1 个月后，她说自己做梦比原来少了，睡眠质量也有改善，工作状态有了显著提高。

五、神经衰弱

神经衰弱是个我们经常听说的词，它是指大脑由于长期的情绪紧张和精神压力，所以产生了精神活动能力的减弱。它的主要表现是精神容易兴奋，脑力容易疲劳，睡眠出现障碍，记忆力减退，头痛等，伴有各种身体的不舒服，得病之后时间拖得很长，症状时轻时重，病情波动常和社会心理因素有关。大多数病人在 16～40 岁之间发病，脑力劳动者最容易得这个病。神经衰弱如果没有正确处理可能好几年甚至十几年都不会好，一旦遇到新的精神刺激或休息不足，症状就会重现甚至加重。但是经过积极、及时的治疗，神经衰弱还是可以缓解或者治愈的。

◎ **乌龟百合红枣汤**

【组成】乌龟 1 只（250 克左右）　百合 30 克　红枣 10 枚

【制法】把乌龟壳和内脏去掉，切成块，洗干净，用清水煮一阵，然后放入百合、红枣，继续熬煮，直到龟肉烂熟、药物煮透，最后放少量冰糖炖化。

【用法】吃肉、吃枣、喝汤，一天吃完，每周吃二三次。

【功效】养血安神。

【适用人群】一般人都可以使用。

专家提示 乌龟肉滋补肝肾，是养胃的很好选择；百合可以滋阴润肺、清心安神，红枣用来补中益气、养血安神，特别适合心烦失眠、入睡困难、睡不安稳、容易醒、贫血的人。

◎ 白鸭冬瓜汤

【组成】白鸭 1 只 茯神 麦冬各 30 克 冬瓜 500 克

【制法】取白鸭一只，去掉毛皮和内脏，把茯神和麦冬用纱布包起来放到鸭肚子里，加足水，先煮一段时间，然后放冬瓜一起煮，直到鸭肉熟透、冬瓜烂熟为止，最后加入少量调料。

【用法】吃鸭肉、冬瓜，喝汤，分 2、3 顿吃完。

【功效】清热宁心，滋阴安神。

【适用人群】一般人都可以使用。

专家提示 鸭肉滋阴养胃、利水消肿，冬瓜利水消肿、清热解毒；茯神养心安神，麦冬清心除烦，对于心烦尿黄、口干口渴、入睡困难、容易上火的神经衰弱病人最合适。

◎ 枸杞甲鱼肉

【组成】甲鱼 1 只 枸杞子 60 克

【制法】把甲鱼除去内脏和头，洗干净，放到砂锅里，加入枸杞，添足清水，用小火慢慢煨熟，最后稍加些调味佐料。

【用法】吃甲鱼肉，每天吃 2 顿，连吃 2 天。每周吃 1 次。

【功效】滋补肝肾，补虚安神。

【适用人群】一般人都可以使用。

专家提示 甲鱼肉滋阴凉血，归肝肾经，枸杞子滋补肝肾，适合神经衰弱病人有头晕目眩、腰酸腿软、心烦失眠、盗汗遗精等表现的服用。

六、三叉神经痛

三叉神经痛也叫"脸痛"，它的发病特点是：在头面部三叉神经分布区域里，发生骤发骤停、闪电样、刀割样、烧灼样、顽固性、难以忍受的剧烈疼痛，这个病很容易误认为是牙痛。中医学认为它的主要病因有风寒外袭、胃火上攻、肝火上炎、痰瘀阻络等。三叉神经痛的患者，在日常生活中要注意头面部保暖，吃饭刷牙洗脸等动作要和缓轻柔，保持心情舒畅和充足的睡眠，饮食要清淡，选择质软易嚼的食物，同时还要适当运动增强体质。

小贴士

三叉神经痛的患者，饮食忌辛辣刺激的食物、浓茶、高糖、烟酒。可以适当多吃富含维生素B的食物，如：香菇、西红柿、豆制品、瘦肉、胡萝卜、香蕉、葡萄等。

超简单实用的 小偏方

◎ 缓急止痛方

【组成】白芍　赤芍各20克　炙甘草20克

【制法】以上中药加入黄酒100毫升和适量水煮沸后，小火煎20分钟。

【用法】每周服用2～3次，坚持1～3个月。

【功效】通络止痛，减少疼痛发作频率。

【适用人群】一般人都可以使用，孕妇忌用。

专家提示　这个方子里的白芍可以补血柔肝，赤芍可以活血化瘀，炙甘草能够通阳益气、缓急止痛，黄酒作为药引子，作用是引药到达头部。

◎ 塞耳止痛法

【组成】麝香少量

【制法】把少量麝香用干净纱布包裹即可。

【用法】疼痛发作时，把纱布塞入耳中，哪边疼痛就塞哪边。

【功效】止痛，并预防复发。

【适用人群】一般人都可以使用，孕妇忌用。

专家提示 麝香有开窍醒神、活血通络止痛的作用。《神农本草经》记载麝香"主辟恶气，杀鬼精物"，所以很多时候用来通窍止痛。

◎ 塞鼻方

【组成】白芷 30 克　冰片 1 克

【制法】以上中药打成细粉末混匀，密封保存。

【用法】疼痛发作时，用棉签沾取少量粉末塞入鼻孔，哪侧疼痛就塞入哪侧鼻孔中。

【功效】立即止痛。

【适用人群】一般人都可以使用，孕妇忌用。

专家提示 白芷可以祛风止痛，冰片能够通窍止痛，合起来止痛的效果还是很明显的。这个方子对头痛的人也很有效果哦！

第三节　打造你的"面子工程"

脸是显示一个人的外观气质、精神状态的重要部位，也是经络汇集的地方，可以反映身体内五脏六腑的状态。健康的黄种人的肤色，应该是"红黄隐隐，明润含蓄"的，就是说脸色应该黄里透红，有光泽，而且颜色不是特别暴露。如果脸部出了问题，那么显然对任何人来讲都不是件"有面子"的事儿。下面，就让我们一起来寻找解决这些问题的方法吧。

一、美白

中国人有"一白遮百丑"的说法，反肤白皙是从古至今很多黄皮肤女性的美丽追求，为了增白、美白、嫩白想出了无数的方法。但是，只有把内在的体质调理好，才能使肌肤展现出由内而外的自然美白光彩。在日常生活中，保持心情舒畅和充足睡眠，少吃油炸辛辣的食物，远离过多的食品添加剂，适当运动，缓解压力，改善体质，避免长时间晒太阳，忌烟酒等，也是美白的好帮手。

◎ 三白汤

【组成】白芍　白术　白茯苓各 5 克　甘草 3 克

【制法】以上 4 种中药加入适量水煮沸后，小火煎 20 分钟。

【用法】过滤掉药渣，取药汁代茶饮。每天服用，坚持 1 ～ 3 个月。

【功效】补益气血，美白润肤。

【适用人群】一般人都可以使用，孕妇忌用。

专家提示　白芍可以养血柔肝，白术可以补脾益胃，白茯苓能健脾利水，甘草用来补脾益气。气血虚引起的皮肤粗糙、脸色发黄，适合用这个方子。

> **小贴士**
>
> 可以美白肌肤的食物有土豆、柠檬、豌豆、樱桃、番茄、冬瓜、白萝卜、胡萝卜，等等。

◎ 美白除瘢方

【组成】天门冬 120 克　干姜 90 克　清酒 2000 毫升（10 度左右，一般超市可以买到）

【制法】把两味中药放入酒里浸泡 3 天，密封保存。

【用法】每天取药酒 100 毫升服用，连续服 1 ～ 3 个月。

【功效】美白除瘢。

【适用人群】一般人都可以使用，孕妇忌用。

专家提示　天门冬有润肺滋肾的作用，干姜可以温中散寒通络，清酒的作用是引导药物到达面部。这个方子对祛除各类瘢痕有奇效哦！

◎ 五白散

【组成】白及　白芷　白僵蚕　白附子　白蔹各 20 克

【制法】把以上 5 种名字里有"白"字的中药打成细粉，用适量水或牛奶调成糊状。

【用法】把药糊均匀地涂抹在脸上，过半小时到一小时后再洗干净。

【功效】美白、淡斑、润肤。

> **小贴士**
>
> 《神农本草经》记载白僵蚕可以"减黑斑，令人面色好"。

【适用人群】一般人都可以用，孕妇忌用。

专家提示 白及消肿生肌，白芷燥湿消肿，白僵蚕、白附子化痰散结，白蔹散结生肌。对于脸色发黄发黑、干燥缺少光泽、有痘印的人，特别适合用这个方子。

二、嫩 肤

经常熬夜、作息不规律是肌肤粗糙暗黄的元凶。晚上 10 点到凌晨 3 点，是皮肤新陈代谢最旺盛的时间，如果经常熬夜、睡眠质量没有保证，就会导致肠胃功能的下降，体内毒素长期不能有效排放，就会使皮肤粗糙晦暗发黄。所以除了外用的小方子之外，还要注意保持作息规律、睡眠充足、心情舒畅、饮食有规律、适当运动。

◎ 搽涂方

【组成】白醋 20 毫升　甘油 10 毫升

【制法】白醋和甘油，按 2 ：1 的比例混合均匀。

【用法】用混合液经常搽涂皮肤，每天 2 ~ 3 次，用 1 ~ 3 个月。

【功效】使皮肤变得细腻白嫩，光滑而富有弹性。

【适用人群】一般人都可以使用，孕妇忌用。

专家提示 皮肤发干、有黑色素沉积的人，特别适合用这个方子。

◎ 面膜方

【组成】葛根　百合　玫瑰花各 50 克　鸡蛋清适量

【制法】把以上 3 种中药打成粉末混匀后，用鸡蛋清调成糊状。

【用法】把药糊均匀地涂抹在脸上，30 分钟后再用温水清洗干净。一周 2 ~ 3 次，坚持 1 ~ 3 个月。

【功效】嫩肤、抗过敏。

【适用人群】一般人都可以使用，孕妇忌用。

专家提示 容易过敏的皮肤，特别适合用这个方子。

三、除　皱

皱纹是皮肤衰老的表现，中医学理论认为：人体五脏六腑，十二经脉，都"上于面"，什么样的健康状况，在脸上就有什么样的表现，所以出现皱纹也可能是某些疾病的反应。预防皱纹，平时要注意防晒，饮食均衡，情绪舒畅，作息规律，适当运动，睡觉最好仰卧，使脸部皮肤放松。

超简单实用的 小偏方 草

小贴士

饮食要清淡，忌食辛辣油腻、酒、海鲜和发物。可适当多吃银耳、猪蹄、糯米、大枣、枸杞、百合、西红柿、香蕉、丝瓜等。

◎ 祛皱方

【组成】鲜黄瓜汁 20 克　鸡蛋 1 个

【制法】鸡蛋清打散，加入黄瓜汁搅匀。

【用法】每晚睡前先把脸洗干净，再取混合汁适量，涂抹在面部有皱纹的地方，第二天早上起来用温水清洗干净，连续使用 1 个月。

【功效】使皮肤收缩，紧致，消除皱纹。

【适用人群】一般人都可以使用，孕妇忌用。

专家提示　黄瓜被称为"厨房里的美容剂"，可以清热利水，消肿祛皱。

◎ 祛皱美白方

【组成】白芷　葛根　茯苓　杏仁各 100 克　鸡蛋清适量

【制法】把以上中药分别打成粉末后混匀，用适量鸡蛋清调成糊状。

【用法】把药糊均匀涂抹在脸上皱纹处，每周使用 2 ~ 3 次，坚持 1 ~ 3 个月。

【功效】嫩肤除皱，淡化雀斑。

【适用人群】一般人都可以使用，孕妇忌用。

专家提示　白芷是美容的常用中药，《本草纲目》记载白芷可以"长肌肤，润泽颜色，可作面脂"。

四、祛 痘

少男少女常长的青春痘就是医学上的"痤疮"，中医学认为是由于饮食不节，辛辣肥腻食物吃的太多，毛囊闭塞，体内的热透不出来，或者是因为肺经有热、脾胃湿热，上蒸于面部引起的。不同部位的痘痘提示了人体不同的状况：额头长痘表示压力大、心火过旺，鼻头长痘表示胃火大，右脸颊长痘表示肺热，左脸颊长痘表示肝气不疏，下巴长痘表示内分泌失调。

◎ 祛痘搽涂方

【组成】鲜黄瓜汁　白醋适量

【制法】把等量的鲜黄瓜汁和白醋混合均匀。

【用法】先用热水把脸洗干净，再用棉签或棉球沾上混合汁搽涂脸上的痘痘,过10分钟后再用温水清洗干净。每天2～3次，坚持1～3个月。

【功效】祛痘美肤。

【适用人群】一般人都可以使用，孕妇忌用。

专家提示　黄瓜、白醋，都是皮肤喜欢的食物哦！

> **小贴士**
>
> 饮食应清淡，忌食辛辣油腻、酒、海鲜和发物，忌浓茶、咖啡，少吃甜食，同时保持大便通畅和心情愉快。

◎ 消痘汤

【组成】地榆10克　鱼腥草20克　红花10克　土茯苓15克　猪骨适量

【制法】用以上4味中药和猪骨一起加适量水炖汤。

【用法】去药渣后喝汤，每质1～2次，女性月经期停用，坚持1～3个月。

【功效】祛痘美肤。

【适用人群】一般人都可以使用，孕妇忌用。

专家提示　地榆凉血敛疮，红花活血散瘀，土茯苓解毒散结，鱼腥草又叫折耳根，可以清热解毒，利尿消肿，夏天做成凉菜吃也是个不错的选择。

◎ **代茶饮方**

【组成】生姜 10 片　山楂 10 克　红糖适量

【制法】用沸水冲泡生姜和山楂，加入适量红糖调味。

【用法】代茶饮，每天服用，女性月经期停用，坚持 1～3 个月。

【功效】化瘀祛痘，改善体质。

【适用人群】一般人都可以使用，孕妇忌用。

专家提示　生姜散寒温中，山楸活血化瘀，红糖健脾暖胃，活血化瘀。寒性体质而且有瘀血的人，特别适合用这个方子。

小贴士

瘀血的常见表现有哪些？

脸色发黑，嘴唇发暗，舌头上有瘀斑，容易头痛，皮肤粗糙，指甲青紫，口渴又喝不下水，伴有心血管疾病等等。

五、消　斑

　　脸上的斑主要有雀斑和黄褐斑两种。中医学认为雀斑的主要原因是感受风邪后气血运行障碍导致的色素沉着，黄褐斑是气血虚弱导致气血运行障碍，新陈代谢减慢而产生的色素沉着。用中药面膜外敷来美肤消斑，不但效果好，而且性质温和，天然环保，制作简单，使用方便，爱美的朋友们，一起试试吧！

小贴士

饮食上可适当多吃富含维生素C的食物，如：荔枝、核桃、蜂蜜、橘子、猕猴桃、西红柿、丝瓜、黄瓜等。还有富含维生素E的食物，如：卷心菜、胡萝卜、鸡肝、葵花籽油等。

◎ **面膜方**

【组成】苦杏仁 30 克　鸡蛋清适量

【制法】把苦杏仁打成细粉，用适量鸡蛋清调成糊状。

【用法】每晚睡觉前用药糊涂抹在脸上色斑处，第二天早晨用温水清洗干净，连续使用 1 个月。

【功效】消斑美白祛皱。

【适用人群】一般人都可以使用，孕妇忌用。

专家提示　杏仁可以促进皮肤血液微循环，使皮肤红润有光泽，美白滋润祛斑。

◎ 搽涂方

【组成】冬瓜汁　白醋适量

【制法】把等量的冬瓜汁和白醋混合均匀。

【用法】用棉签或棉球沾上混合汁搽涂脸上色斑处，过 10 分钟后清洗干净，每天 2 ~ 3 次。

【功效】祛斑美白。

【适用人群】一般人都可以使用，孕妇忌用。

◎ 淡斑搽涂方

【组成】鲜西红柿汁　蜂蜜适量

【制法】鲜西红柿汁和蜂蜜按 2 ：1 的比例混合均匀。

【用法】先用温水把脸洗干净，再用棉签或棉球沾上混合汁涂抹脸上色斑处，过 10 分钟后清洗干净，每天 2 ~ 3 次，连用 1 个月。

【功效】淡斑美肤。

【适用人群】一般人都可以使用，孕妇忌用。

小贴士

脾气大、容易急燥、爱生闷气、情绪易波动、胸闷、喜欢长声叹气的人，特别是女性，往往容易长黄褐斑。

六、消眼袋、黑眼圈

中医学认为眼袋、黑眼圈的形成，多数是由劳累过度、睡眠不好、情绪不稳定引起的，随着年龄的增长，眼袋也成了衰老的象征。日常生活中除了要保证充足的睡眠，饮食清淡外，必要时还可做一些眼部的保健按摩和温敷，促进血液循环，另外还可以适当多吃些富含维生素 A 的食物，如：马铃薯、胡萝卜、芝麻、花生、豆制品和动物肝脏等，这些都对消除眼袋、黑眼圈，保持眼部健康很有帮助。

◎ 消眼袋方

【组成】淘米水　蜂蜜适量

【制法】等量的淘米水和蜂蜜混合均匀，取眼膜两个浸泡在混合液中。

【用法】把浸泡好的眼膜敷在眼袋的位置上，过15分钟取下，用温水把局部洗干净。每天 1～2 次，连用 1 个月。

【功效】消除眼袋。

【适用人群】一般人都可以使用，孕妇忌用。

专家提示　淘米水可以快速去除浮肿，这个方子特别适合早上起来眼睛周围浮肿的人。

小贴士

形成眼袋的主要原因有：遗传，劳累，睡眠不足，年龄，眼睑皮肤松弛，经常哭泣，眼部周围炎症，滥用化妆品等。

◎ 消黑眼圈方

【组成】黑木耳 20 克　大枣 10 个　红糖 100 克

【制法】以上 3 种原材料加适量水煮沸后，小火煎 20 分钟。

【用法】去除药渣，取药汁每天喝 2 杯，坚持 1～3 个月。

【功效】健脾益肾，去掉黑眼圈。

【适用人群】一般人都可以使用，孕妇忌用。

专家提示　黑木耳益气活血、滋肾养胃，大枣、红糖补脾和胃。平时黑眼圈伴随有疲劳、大便稀、不成形的人，特别适合用这个方子。

第四节　畅通五官，神清气爽

中医经典《黄帝内经》里面早就说过：肝开窍于目、心开窍于舌、脾开窍于口、肺开窍于鼻、肾开窍于耳。五官和身体的五脏密切相关，通过观察五官的情况，可以了解肝、心、脾、肺、肾五脏的健康状况。同样的道理，如果五官出现了问题，我们也可以通过调理五脏来解决。下面就让我们一起来看看经常困扰我们的这些五官"故障"怎么解决吧。

一、视物模糊

我们常说"眼睛是心灵的窗户"，假如这扇窗户玻璃不干净，我们自然看不清外面的风景。中医学理论认为视物模糊多数由于肝肾阴虚、肝血不足，导致眼睛局部的经络营养不足，所以才不能正常发挥看东西的作用。有些人平时经常长时间用电脑或看书，过度用眼会消耗肝血，"肝开窍于目"、"久视伤血"，双目得不到营养的供给，就会出现眼睛干涩、视物模糊等症状。平常饮食中可以适当多吃些枸杞、胡萝卜、羊肝、鸡肝、菠菜、鲫鱼、荠菜等。还要注意日常用眼卫生：看书时光线要充足，避免反光，坐姿端正，看电视电脑和看书的时间不要太长，每一小时要休息十分钟，等等。

◎ 清肝明目茶

【组成】菊花 6 朵　决明子 10 克　夏枯草 6 克　冰糖适量

【制法】以上原材料用沸水冲泡，加适量冰糖调味。

【用法】代茶饮，连服 7 天。

【功效】清肝明目降火。

【适用人群】一般人都可以使用，孕妇忌用。

专家提示　平时脾气急，爱生气，容易上火的人，特别适合用这个方子。

> **小贴士**
>
> 决明子有清热明目、润肠通便的功效，夏枯草可以清肝明目，对高血压都有好处哦！

◎ 明目茶

【组成】菊花 10 克　枸杞子 20 克　青葙子 20 克

【制法】以上 3 种中药用沸水冲泡。

【用法】代茶饮，长期服用。

【功效】补益肝肾，清火明目。

【适用人群】一般人都可以使用，孕妇忌用。

专家提示 菊花、青葙子清肝火明目，枸杞滋补肝肾。肝肾亏虚引起的视物模糊，特别适合用这个方子。

案例 学生小赵有次下课来找我，她说她的妈妈最近1年情绪特别不稳定，经常动不动就发火，血压也总是不稳定，尤其是看不清东西，但去医院检查视力又没问题，让我帮她想想办法。我问她妈妈多大年龄，她说47岁，又问她月经正常吗，她说周期不太正常，根据这些，我推测她妈妈应该是更年期到了，就把清肝明目茶和明目茶的方子写给她，让她回去试试。过了大概3个月，小赵给我发了条信息，她说她妈妈一直坚持交替喝两种茶，现在看东西模糊不清的情况基本没有了，血压稳定了，脾气也不那么容易烦躁了，她还把这俩方子告诉了自己的几位女同事，让他们也试试。

二、迎风流泪

迎风流泪是很多人都有的一个小毛病，虽然不严重，但是让人很头疼。尤其是在北方寒冷的冬季和初春，骑车上下班的人如果有这个毛病，那"后果"很严重。中医学认为迎风流泪的主要原因是肝肾亏虚、精血损耗和外界的风邪侵袭，也可能是鼻部疾病导致泪道不通畅所引起的。日常生活中要注意尽量不让冷风直吹眼睛，化妆时要减少刺激眼睛，减少隐形眼镜的佩戴时间等。饮食上可以适当多吃含有丰富维生素A、B的食物如胡萝卜、大枣、芝麻、大豆、猪肝、枸杞等。

◎ 枸杞炖猪肝

【组成】枸杞子20克　猪肝300克　调味料适量

【制法】猪肝洗干净后和枸杞子一起放入砂锅炖煮1小时，捞出猪肝切片，和葱、姜、油一起炝炒后，加少量白糖、黄酒调味就可以了。

【用法】每周吃1～2次，坚持1～3个月。

【功效】补肝肾明目。

【适用人群】一般人都可以使用，孕妇忌用。

专家提示 枸杞滋补肝肾、益精明目。这个方子特别适合于迎风流泪，但平时眼睛发干的人。

◎ 冰糖猪蹄汤

【组成】后脚猪蹄 1 只　冰糖 50 克

【制法】猪蹄洗干净后和冰糖 50 克加适量水，放入高压锅里煮稀烂。

【用法】吃猪蹄喝汤，每天 1 ~ 2 次，连吃 7 天，可以缓解症状。

【功效】补益气血，防治迎风流泪。

【适用人群】一般人都可以使用，孕妇忌用。

专家提示 老年人的迎风流泪，视物模糊，特别适合用这个方子。

三、眼睛干涩

干眼症是一种由于眼泪分泌异常等多种原因导致的眼部不舒服、视觉障碍、泪膜稳定性差、眼表面炎症及其潜在性的损伤。主要症状有：眼睛干涩、异物感、烧灼感、痒感、视物模糊等，病变时间长可使角膜透明度下降、视力减退，从而影响工作、学习和生活，甚至导致失明。中医学认为干眼症主要和肺、肝、肾三脏有关，属于燥证范畴，是由于阴精损耗，气血亏虚，不能上养于目，目失濡养导致的。

◎ 熏眼方

【组成】银花 9 克　紫草 9 克　蒲公英 9 克　菊花 9 克　薄荷 5 克

【制法】以上 5 种中药加适量水煮沸后，小火煎 10 分钟。

【用法】药煎好后，把头放在药锅上方，用药物的蒸汽熏眼睛，等到温度合适的时候，再用纱布浸湿药液后敷眼 10 ~ 20 分钟。每天 1 ~ 2 次，坚持 1 个月。

【功效】清肝明目。

> **小贴士**
>
> 干眼症的患者平时要多吃绿色和黄色的蔬菜比如菠菜、西红柿、胡萝卜等，还有红枣、瘦肉、海产品、豆制品等。

【适用人群】一般人都可以使用，孕妇忌用。

专家提示 利用药物的蒸汽熏眼，可以加快眼睛局部的血液循环，还能促进药物成分的吸收，是很好的一种治疗眼病的方法。

◎ 护目贴

【组成】秦艽 10 克　黄芩 10 克　白芷 10 克　红花 10 克

【制法】以上 4 种中药，用 300 毫升沸水冲泡。

【用法】纱布浸湿药液后贴敷眼睛，每次 10 ~ 20 分钟，每天 1 ~ 2 次，坚持 1 个月。

【功效】清火化瘀明目。

【适用人群】一般人都可以使用，孕妇忌用。

专家提示 平时脾气急，容易上火，而且有瘀血的人，特别适合用这个方子。

◎ 滋阴明目茶

【组成】菊花 3 克　玄参 3 克　麦冬 3 克

【制法】以上 3 种中药用沸水冲泡。

【用法】代茶饮，每天喝。

【功效】滋阴明目。

【适用人群】一般人都可以使用，孕妇忌用。

专家提示 菊花清肝明目，玄参、麦冬养阴生津。平时眼睛发干，长期面对电脑的人，特别适合用这个方子。

四、耳 鸣

耳鸣是指人们在没有任何外界刺激的条件下所产生的异常声音感觉，因为听觉机能紊乱而引起。引发耳鸣的主要原因有：长期精神压力过大，疲劳，疾病因素，噪音污染和药物等。鸣天鼓是很好的一种治疗耳鸣耳聋的方法：每天早晨或睡前用两手掌摩擦生热，马上把两手掌紧按在两侧耳朵上，使两耳听不到外界声音而嗡嗡作响为止，手指并拢贴在头顶或枕部（后脑勺处），食指叠在中指上，然后中指用力点弹枕部或头顶部，以听到有鼓鸣声为好，每次弹 20 ～ 40 下，弹完后做深呼吸 5 次。

◎ 通窍汤

【组成】菊花 30 克　芦根 30 克　冬瓜皮 30 克

【制法】以上 3 种原材料加适量水煮沸后，小火煎 10 分钟。

【用法】去掉药渣，每天早晚各喝 1 杯药汁，坚持 1 个月。

【功效】清热去湿通窍。

【适用人群】一般人都可以使用，孕妇忌用。

专家提示　菊花清热平肝，芦根清热除烦，冬瓜皮清热去湿、利尿消肿。平时容易上火，脾气急，有水肿的人，特别适合用这个方子。

小贴士

耳鸣的人平时可以适当多吃牛肉、牡蛎、坚果、粳米、菠菜、鳕鱼、燕麦片、花椰菜、香蕉等。少吃甜食、太咸和含胆固醇过多、纤维素过少的食物。

◎ 猪肉豆腐汤

【组成】瘦猪肉 500 克（切丝）　豆腐 250 克　大葱 250 克　石菖蒲 20 克

【制法】以上 4 种原材料，加入适量水炖熟，注意不要加油、盐和其他佐料。

【用法】吃肉和豆腐、喝汤，连吃 3 天。

【功效】补虚通窍。

【适用人群】一般人都可以使用，孕妇忌用。

专家提示　猪肉补虚，豆腐清火，大葱、石菖蒲通窍，又补又通，消除耳鸣。

案例　我们单位宋会计的父亲今年六十多岁，前几年退休后不习惯，总呆在家里，心情也不太好，后来逐渐出现耳鸣，感觉两边耳朵里像有一只知了在叫，昼夜不休，听力也有下降，常常因此和家人发生误会，引起争吵。后来听我的建议开始交替服用通窍汤和猪肉豆腐汤，并配合坚持做鸣天鼓，3 个多月后，听力提高了，耳鸣的情况比原来少多了，而且觉得头脑都变得更加清楚，自然人也没那么爱发脾气了。

五、鼻堵不通

　　伤风感冒是四季常见病，鼻子堵不通气也是最常见的症状，感冒好了一般鼻子就不堵了。如果经常鼻堵不通，那就要引起注意了，常见原因有以下这些：鼻炎、鼻窦炎、鼻中隔偏曲、鼻息肉等。常见症状有：鼻塞，鼻痒，鼻涕多，往往像清水一样，鼻腔不通气，伴有打喷嚏、耳发闷、头昏沉等。经常用盐水清洗鼻孔，对各种鼻炎效果都好。鼻塞症状重的时候，盐水配得浓一点，症状轻的时候盐水淡一点。平时还可以经常用热毛巾敷鼻，按摩鼻周穴位（如鼻孔两侧的迎香穴）等。

小贴士

　　辛夷花辛散温通，芳香走窜，上行头面，善通鼻窍，是治疗鼻炎和头痛的常用药。

◎ 辛夷白芷通窍方

【组成】辛夷花 10 克　白芷 10 克

【制法】以上两味中药加适量水煮沸后，小火煎 5 分钟。

【用法】煎好后先用药蒸汽熏鼻 10 分钟，过滤掉药渣后喝药汁，每天 1 次，坚持 1 个月。

【功效】止鼻涕，通窍。

【适用人群】一般人都可以使用，孕妇忌用。

专家提示　辛夷花通鼻窍，白芷燥湿排脓。有鼻炎，鼻窦炎，平时清鼻涕多的人，特别适合用这个方子。头痛的人也可以用哦！

◎ 辛夷苍耳通窍方

【组成】苍耳子 10 克　辛夷花 10 克　黄芩 10 克

【制法】以上 3 种中药加适量水煮沸后，小火煎 5 分钟。

【用法】煎好后先用药蒸汽熏鼻 10 分钟，过滤掉药渣后喝药汁，每天 1 次，坚持 1 个月。

【功效】清热通窍。

超简单实用的 小偏方

【适用人群】一般人都可以使用，孕妇忌用。

专家提示　辛夷花、苍耳子有散风除湿、通鼻窍的作用。黄芩清热，所以流黄黏鼻涕的人，特别适合这个方子。

◎ 通窍散

【组成】鹅不食草 10 克

【制法】把这一味中药打成细粉。

【用法】用纱布裹上适量细粉，塞入鼻孔里，每天 2 ~ 3 次，连续用 10 天。

【功效】通鼻窍。

【适用人群】一般人都可以使用，孕妇忌用。

> **小贴士**
>
> 鹅不食草有发散风寒，通鼻窍的功效。一般用于寒性的鼻炎。

专家提示　这个方子尤其对过敏性鼻炎效果好。

案例　曾经治过一个患者，男性，大概四十多岁，在冷库工作，得鼻炎有二十多年了，每到冬春两季就经常出现鼻塞不通，早上起来连续打十多个喷嚏，流黄色鼻涕，去医院检查，对多种花粉、螨虫、粉尘过敏，还经常头痛。吃中药的时候症状消失，停药一段时间又发作，总是反反复复。后来考虑到需要长期服药和他的经济状况，我建议他试试辛夷白芷通窍方和辛夷苍耳通窍方，用这两个方子交替服用，2 个多月后，各种鼻炎症状都有减轻，头痛也减少了。后来坚持用盐水洗鼻，第二年冬春季节，鼻炎基本没有发作。

六、清涕长流

人的鼻腔里时刻都有鼻涕存在，可以防止鼻腔黏膜干燥，使吸进的空气变湿润，粘住空气中的灰尘、花粉、微生物等，以免它们刺激呼吸道。鼻涕是保护身体的一道屏障，但是如果鼻涕太多了就是一种病态了。中医学认为"肺在液为涕"，鼻流清涕多是肺气虚，或者受寒着凉，风邪侵袭，肺失宣降引起的。肺气不足，常爱感冒，怕冷流清鼻涕的人，平时可以多按摩鼻两侧的迎香穴。

◎ 葱姜汤

【组成】生姜 3 片（去皮） 葱白 3 段

【制法】生姜加适量水煮沸后，加入葱白，小火煎 5 分钟。

【用法】去药渣，喝药汤，每天 1 次，连喝 7 天。

【功效】祛寒，止清涕。

【适用人群】一般人都可以使用，孕妇忌用。

专家提示 生姜散寒，葱白通阳。感冒初期也可以用这个方子哦！

◎ 止涕汤

【组成】白茅根 20 克 葛花 20 克 大葱 2 根

【制法】两味中药加适量水煮沸后，小火煎 15 分钟，再加入大葱，小火煎 5 分钟。

【用法】去药渣，喝药汤，每天 1 次，连喝 7 天。

【功效】止鼻涕。

【适用人群】一般人都可以使用，孕妇忌用。

专家提示 葛花清热解毒补肾，白茅根凉血利尿，对平时小便不利的人有好处。

七、口 臭

口臭是指人口腔或鼻腔中散发出来的令别人厌烦、使自己尴尬难闻的发自内部的臭气。口臭患者中，有 65% 的人可以感知到、闻到自己的口气臭秽，另外 35% 的人不能感知自己有口臭，主要是通过他人的反应，才觉察到自己的口臭。中医学认为口臭、口气重，多是由肺胃郁热、胃火炽盛、肠腑实热等引起的。平时可以多吃香芹、甘蓝、胡萝卜、柑橘等，少吃甜食和大蒜、洋葱、咖喱等刺激性食物。

◎ **橘皮甘草茶**

【组成】橘子皮 甘草适量

【制法】等量的橘子皮、甘草用沸水冲泡。

【用法】每天喝，坚持 1 ~ 3 个月。

【功效】清新口气。

【适用人群】一般人都可以使用，孕妇忌用。

专家提示 经常含嚼橘子皮，也可以去除口臭口气哦！

◎ 橘皮竹茹茶

【组成】橘子皮 10 克　竹茹 10 克

【制法】以上两味中药用沸水冲泡。

【用法】每天喝，坚持 1 个月。

【功效】清利湿热。

【适用人群】一般人都可以使用，孕妇忌用。

专家提示 橘子皮理气燥湿化痰，竹茹清热化痰除烦。平时口臭，伴有长痘痘，大便不通畅的人，特别适合用这个方子。

◎ 含嚼方

【组成】白蔻仁

【制法】每次取出 1 粒白蔻仁，冲洗干净。

【用法】放在嘴里慢慢含嚼，每天早、中、晚各嚼 1 粒。

【功效】清新口气。

【适用人群】一般人都可以使用，孕妇忌用。

专家提示 白蔻仁可以理气宽中，对胃痛腹胀的人也有好处哦！

八、咽喉不利

中医学认为，咽喉是肺的门户，肺肾的阴液向上滋润咽喉，人才能正常说话。咽喉不利就是咽喉不舒服，说痒不痒，说痛不痛，好像卡了个东西似的。多是由肺脏功能失调，津液不足，虚火上冲引起的。有这种症状的人，日常生活中要注意保护咽喉部位少吹冷风，少喝冷饮，不要过多地清嗓子，忌烟酒、浓茶和咖啡，保证睡眠充足，保持心情愉快，适当运动增强体质等。

小贴士

慢性咽炎的常见表现有哪些？

嗓子发干发痒，有异物感，咳嗽又咳不出东西，严重的会出现嗓子疼痛，恶心等。

◎ 杏仁散

【组成】苦杏仁 100 克　冰糖适量

【制法】把苦杏仁炒熟后打成粉，密封保存。

【用法】每次取出 5 克杏仁粉，冲入温水中加适量冰糖调味，每天服 2 次，连续服 7 天。

【功效】防治慢性咽炎。

【适用人群】一般人都可以使用，孕妇忌用。

专家提示　杏仁可以润肺利咽止咳。《神农本草经》记载杏仁"主咳逆上气，雷鸣喉痹"。

◎ 防疫清咽茶

【组成】板蓝根 20 克　金银花　桔梗各 15 克　杭菊花　甘草各 3 克

【制法】以上 5 种中药用沸水冲泡。

【用法】代茶饮，每天喝。

【功效】清热利咽。

【适用人群】一般人都可以使用，孕妇忌用。

专家提示　板蓝根、金银花清热解毒凉血，桔梗宣肺利咽祛痰，菊花散风清热，甘草润肺止咳。平时经常感冒、咽痛咽痒的人，特别适合用这个方子。

◎ 利咽方

【组成】石斛　百合　麦冬各 3 克　大枣 2 个（掰开去核）　冰糖适量

【制法】以上原材料加沸水冲泡。

【用法】代茶饮，每天喝。

【功效】滋阴利咽。

【适用人群】一般人都可以使用，孕妇忌用。

专家提示 石斛清热养阴生津，百合润肺祛痰，麦冬润肺养阴生津，大枣益气生津。平时经常咽干、咽痛的人，特别适合这个方子。

九、声音嘶哑

声音嘶哑多由喉部病变引起，也可能是全身性疾病的一个表现。症状轻的仅仅是音调变低、变粗，症状严重的甚至会说不出话来。平时容易声音嘶哑的人，日常生活中要注意保护嗓子，说话音调不要太低或太高，音量要适当，感冒或声音沙哑时尽量少说话，饮食清淡，不吃辛辣刺激的食物，忌冷饮、浓茶、咖啡、烟酒等。

◎ 代茶饮方

【组成】麦冬　木蝴蝶各3克　胖大海2个

【制法】以上3味中药用沸水冲泡。

【用法】代茶饮，每天喝，连用15天。

【功效】清咽利音。

【适用人群】一般人都可以使用，孕妇忌用。

专家提示 木蝴蝶可以利咽润肺，疏肝和胃，对平时脾气急的人有好处哦！

◎ 复音汤

【组成】胖大海5克　蝉蜕3克　石斛15克

【制法】以上3种中药加适量水煮沸后，小火煎10分钟。

小贴士

对咽喉有好处的食物有：荸荠、藕、冬瓜、梨、西瓜、萝卜、丝瓜、猕猴桃、无花果、香蕉、百合等。

【小贴士】

石斛有益胃生津、滋阴清热的作用。对平时口干口渴、食欲不振的人有好处

【用法】去药渣，喝药汤，连服 10 天。

【功效】利咽清音。

【适用人群】一般人都可以使用，孕妇忌用。

专家提示 胖大海清肺化痰，利咽开音，蝉蜕散风利咽解痉，石斛滋阴生津。有慢性咽炎经常声音嘶哑的人，特别适合用这个方子。

案例 陈老师是一所中学的语文老师，同时也是高中班主任，平时说话多，又爱抽烟，慢性咽炎好多年了。有 1 次感冒后，连着讲了 4 节课，虽然后来感冒好了，但是留下了声音嘶哑的毛病，两周多了都没有好转。正赶上学生要高考，他这个语文老师兼班主任急得不得了，虽然想把病早点看好，但是又没时间吃汤药，于是我让他用代茶饮方和复音汤试一下。2 个星期后，他给我打电话，听起来声音嘶哑的情况有了很大改善，他也说自我感觉挺好。后来用了大约 1 个月，声音嘶哑的症状没了，慢性咽炎的其他症状也缓解了。

十、牙龈出血

牙龈出血的多数原因是牙周或牙龈有轻度的炎症或上火等。有这种情况的人饮食上可以适当多吃富含维生素 C 和清热消炎的食物，如：橙子、西红柿、苦瓜等。刷牙时要尽量轻柔，使用软毛的牙刷和具有消炎功效的牙膏。中医学认为牙齿和牙龈需要肾、大肠、胃三条经脉提供气血营养，牙龈出血多是因为胃经炽热、阴虚火旺或心脾两虚、血不循经引起的。

◎ 含漱方

【组成】花椒 10 粒　陈醋适量

【制法】把花椒浸泡在陈醋里，密封保存 2 天就可以用了。

【用法】用泡过花椒的陈醋含在嘴里，每次保持 3 分钟，每天 2 次，连用 7 天。

【功效】止血。

【适用人群】一般人都可以使用，孕妇忌用。

专家提示 这个方子还有降低血压的作用，特别适合有高血压的人。

◎ 漱口方

【组成】麦冬 30 克 地骨皮 30 克

【制法】以上两味中药加适量水煮沸后，小火煎 20 分钟，去药渣，药汁放凉后密封保存。

【用法】每次取出适量药汁，含在嘴里保持 3 ~ 5 分钟再吐出。每天 2 ~ 3 次，连用 1 个月。

【功效】清虚火，止血。

【适用人群】一般人都可以使用，孕妇忌用。

专家提示 平时经常牙龈红肿、口苦口臭的人，特别适合用这个方子。

小贴士
地骨皮有清热凉血的作用，对肺热咳喘、平时经常手脚心发热、心烦的人是有好处的。

十一、牙龈肿痛

牙龈肿痛，实际是牙齿根部痛，牙齿周围齿肉肿胀，也叫牙肉肿痛。中医学认为牙龈肿痛的主要原因有：胃火上炎、风热上攻、肾阴不足、风寒侵袭、龋齿等。经常牙龈肿痛的人，平时可以多吃一些清胃火、清肝火的食物，比如南瓜、西瓜、荸荠、苦瓜、芹菜、萝卜等。平时要注意口腔卫生，早晚刷牙，饭后漱口，睡前不吃糖，忌烟酒，及时治疗蛀牙等。

◎ 海带方

【组成】干海带 100 克 食盐适量

【制法】干海带泡软后洗干净，加适量水煮汤，加少量食盐调味。

【用法】吃海带喝汤，每天 1 ~ 2 次。

【功效】消肿止痛。

【适用人群】一般人都可以使用，孕妇忌用。

小贴士
海带有消痰软坚、泻热利水、止咳平喘、散结抗癌的作用。

专家提示 这个方子特别适合于有咳喘、水肿、高血压、冠心病或肥胖的人。

◎ 含漱方

【组成】大蒜　陈醋　高度白酒适量

【制法】大蒜切成碎末，加入等量的陈醋和白酒混匀。

【用法】把混合汁含在嘴里保持 3 ~ 5 分钟后吐出，每天 2 ~ 3 次。

【功效】消炎止痛。

【适用人群】一般人都可以使用，孕妇忌用。

专家提示　大蒜除了有解毒杀虫、消肿止痛的作用，还可以预防肿瘤、降低血压血糖、促进血液循环、抗衰老。

小贴士

蚕蛹特别适合于平时消瘦乏力、口干口渴、总爱心烦发热的人。

◎ 蚕蛹止痛方

【组成】蚕蛹 30 个

【制法】把蚕蛹 30 个洗干净后用油炸熟。

【用法】把蚕蛹 1 次吃完。

【功效】消肿止痛。

【适用人群】一般人都可以使用，孕妇忌用。

专家提示　蚕蛹有减少多余胆固醇的作用，对肝炎、心血管疾病有辅助治疗作用。

第五节　"身"强"体"健，健康相伴

随着社会压力的增大，影响到我们的身体健康，眼看周围高血压、心脏病、中风甚至猝死的人越来越年轻，越来越多的人开始关注自己的身体，关注养生。中医学认为身体保持阴阳平衡就是健康。简单地说，判断身体健康的具体标准有：睡觉能一觉到天亮，食欲正常不偏食，早上定时大便，一天 5 ~ 7 次小便，手脚保持温热等。我们必须懂得一个道理：拥有了健康，才能拥有一切。所以从现在开始，关注你的身体，关注下面这些身体发出的健康警告吧！

一、胸 闷

胸闷是一种个人的感觉，即自己觉得胸部堵塞不通畅，呼吸费力，气不够用，胸部满闷不舒服。胸闷主要分为功能性和病理性两种：功能性胸闷的原因往往是在空气不流通的房间里停留时间过长，或有生气着急，或周围环境气压偏低，这种胸闷不需要治疗，换个环境，休息一段时间就能消失。而病理性的胸闷就是由呼吸道和肺部疾病、心血管疾病等引起的，如果排除了功能性胸闷的原因，经常出现胸闷，这个就需要引起重视了。中医学认为胸闷的主要原因有：肝郁气滞、心血瘀阻、寒凝心脉、痰浊内阻、心气不足、肝肾亏虚等。

◎ 疏肝茶

【组成】陈皮　青皮各 10 克

【制法】以上两味中药用沸水冲泡，闷 20 分钟。

【用法】代茶饮，每天喝。

【功效】疏肝理气。

【适用人群】一般人都可以使用，孕妇忌用。

专家提示　陈皮健脾燥湿理气化痰，青皮疏肝破气。这个方子特别适合于肝郁气滞引起的胸闷。

◎ 生脉饮

【组成】太子参 10 克　麦冬 10 克　五味子 6 克

【制法】以上 3 种中药用沸水冲泡。

【用法】代茶饮，每天喝。

【功效】补益心气。

【适用人群】一般人都可以使用，孕妇忌用。

小贴士

肝郁气滞有哪些常见表现？

经常情绪低落，胸胁胀满或窜痛，喜欢叹气，咽部异物感等，女性还有月经前乳房胀痛等表现。

小贴士

心气不足有哪些常见表现？

心慌气短，面色苍白，气短不想说话，说话感觉有气无力，出汗多等。

专家提示 太子参补益气血、生津，麦冬益胃清心、养阴润肺，五味子敛肺滋肾、宁心生津。这个方子特别适合于心气不足引起的胸闷。

◎ 补气代茶饮方

【组成】山楂 10 克　黄芪 10 克

【制法】以上两味中药用沸水冲泡。

【用法】代茶饮，每天喝。

【功效】补气化瘀。

【适用人群】一般人都可以使用，孕妇忌用。

专家提示 黄芪补气，山楂化瘀。这个方子特别适合于气虚血瘀引起的胸闷。

案例 关大妈今年 65 岁，身体在她这个年龄的人里还算不错，高血压、糖尿病、冠心病这些老年病都没有，体检也基本正常，就有一个毛病：生气或劳累后经常胸闷气短，平时偶尔感到心慌，但心电图检查正常，我建议她试一下疏肝茶和生脉饮。经过交替服用 2 个多月，胸闷和心慌的情况很少发生，感觉整个人的精气神也更足了。

二、打　嗝

打嗝，中医学叫呃逆，是由引起打嗝的诱因刺激传导到大脑以后，大脑发出指令，使膈肌出现阵发性和痉挛性的收缩，于是就出现了打嗝。中医学认为打嗝的主要原因有胃中寒滞、胃火上逆、气逆痰阻、脾胃阳虚或胃阴不足。其他原因还有：饭后感受风寒，喝含气饮料过多，情绪焦虑，吃饭速度太快，吃饭时说话等。

◎ 止嗝汤

【组成】新鲜橘子皮适量　生姜 2 片

【制法】把橘子皮和生姜加适量水煮沸后，小火煎 20 分钟。

【用法】打嗝时喝药汤。

【功效】可以立即止住打嗝。

【适用人群】一般人都可以使用，孕妇忌用。

专家提示　生姜温中散寒，橘子皮有理气和胃降逆的作用，含在嘴里嚼也可以止住轻微的打嗝。

小贴士

按揉攒竹穴（眉毛内侧边缘）、膻中穴（在胸部，两乳头连线的中点），可以止住轻微的打嗝。

◎ 山楂汁

【组成】生山楂适量。

【制法】把生山楂加适量水放入榨汁机榨出汁后密封保存。

【用法】每次取出 15 毫升服用，每天喝 3 次。

【功效】止嗝。

【适用人群】一般人都可以使用，孕妇忌用。

专家提示　山楂可以健胃消食，活血化瘀，特别适合平时大鱼大肉吃的太多，有高血脂、脂肪肝的人。

◎ 红糖止嗝法

【组成】红糖

【制法】取出一汤匙红糖。

【用法】打嗝时嚼咽下这一汤匙红糖。

【功效】可立即使打嗝停止。

【适用人群】一般人都可以使用。

专家提示　红糖有补益气血、健脾暖胃的作用，特别适合于胃寒的人。

三、胃胀、胃痛

胃胀和胃痛都是常见的消化系统症状，常常一起出现。胃胀是患者感觉胃部撑胀，从外观上看又有胀满表现的病证，可能伴有胃部疼痛、恶心、呕吐、食欲不振等。而胃痛就是胃部疼痛，也可伴有恶心、呕吐等症状。中医学认为胃胀痛的主要原因有寒邪客胃、饮食伤胃、肝气犯胃、脾胃虚弱等。平时容易胃胀、胃痛的人，日常饮食上可以多吃好消化的食物，少吃生冷、粗硬、酸辣刺激性的食物。

◎ 陈皮生姜汤

【组成】陈皮 10 克　生姜 5 片

【制法】以上两味加适量水煮沸后，小火煎 20 分钟。

【用法】喝药汤，每天 2 ~ 3 次。

【功效】理气温胃止痛。

【适用人群】一般人都可以使用，孕妇忌用。

专家提示　陈皮理气健脾、降逆止呕，生姜温中散寒止痛。胃痛、胃胀，受凉或者生气后容易发作的人，特别适合用这个方子。

◎ 温胃方

【组成】生胡椒 50 粒　大枣 10 个（去核）　苦杏仁 20 个

【制法】以上 3 味打成粉后混匀，密封保存。

【用法】每次取出混合粉 10 克，用温的黄酒送服，每天 1 次，连服 10 天。

【功效】祛寒止痛。

【适用人群】一般人都可以使用，孕妇忌用。

专家提示　胡椒温中下气，消痰解毒，对胃寒和平时痰多的人很有帮助。

◎ 红糖姜汤

【组成】生姜 5 片　红糖适量

【制法】生姜 5 片加适量水煮沸后，小火煎 5 分钟，加适量红糖调味。

超简单实用的 小偏方

【用法】吃生姜片、喝姜汤，每天 1 次，连服 10 天。

【功效】温胃祛寒。

【适用人群】一般人都可以使用，孕妇忌用。

专家提示　这个方子特别适合胃寒引起的胃胀痛。

◎ 消胀汤

【组成】陈皮 10 克　枳实 5 克

【制法】两味中药加水 200 毫升煮沸后，小火煎 20 分钟。

【用法】过滤掉药渣，喝药汤。每天 1 次，连续喝 7 天。

【功效】健运脾胃，去痞消胀。

【适用人群】一般人都可以使用，孕妇忌用。

专家提示　陈皮健脾理气、燥湿化痰，枳实破气消积。伴有大便不通畅的人，特别适合用这个方子。

◎ 神曲消食汤

【组成】神曲 15 克　麦芽 10 克

【制法】两味中药加适量水煮沸后，小火煎 20 分钟。

【用法】过滤掉药渣，喝药汤。每天 1 次，连续喝 5 天。

【功效】消食去胀。

【适用人群】一般人都可以使用，孕妇忌用。

专家提示　神曲健脾和胃、消食调中，麦芽行气开胃、健脾消食。这个方子特别适合用于米面类食积引起的胃胀。

◎ 山楂消食汤

【组成】鸡内金 20 克　山楂 15 克

小贴士

食积的常见表现有哪些？

胃部胀满者闷，打饱嗝，打嗝有食物的酸臭气味，大便不通畅，不想吃饭等。

【制法】两味中药加适量水煮沸后，小火煎 20 分钟。

【用法】过滤掉药渣，喝药汤。每天 1 ~ 2 次，连续喝 5 天。

【功效】消肉食去胀。

【适用人群】一般人都可以使用，孕妇忌用。

专家提示 鸡内金健脾胃、消积滞，山楂消食行气化瘀。这个方子特别适合于肉类食积引起的胃胀。

四、腹 泻

腹泻就是我们常说的"拉肚子"，最常在夏秋季发生，往往都是由于着凉或感受了外界的湿热、寒湿气候，或者是吃了不干净的东西，或者是吃的太多，或者是吃了生冷油腻不容易消化的食物，导致大便次数增多，大便稀薄甚至象水一样。常常伴有恶心呕吐、气短乏力、肚子痛、发热、口渴等症状。中医理论认为"泄泻之本，无不由于脾胃"，也就是说凡是拉肚子的病，根本原因都在脾胃。所以预防或者治疗腹泻，也多数从脾胃入手。

◎ 健脾粥

【组成】山药 薏苡仁适量

【制法】用等量的山药和薏苡仁加适量水煮粥。

【用法】每天喝 3 次，每次 1 碗。

【功效】健脾止泻。

【适用人群】一般人都可以使用，孕妇忌用。

专家提示 山药健脾益胃、补肾益精，薏苡仁健脾祛湿。这个粥长期服用，对顽固性腹泻很有好处。

◎ 健脾益肾粥

【组成】大枣 12 个 栗子 200 克 茯苓 20 克 大米 100 克

【制法】以上原材料加适量水煮成粥。

【用法】每天喝粥 2 ~ 3 次。

【功效】健脾益肾止泻。

【适用人群】一般人都可以使用，孕妇忌用。

专家提示　栗子补肾养胃健脾，茯苓、大枣、大米健脾益气。这个粥特别适合用于脾肾亏虚的泄泻和五更泻。

◎ 蛋黄山药方

【组成】鸡蛋黄 2 个　山药 50 克

【制法】把山药打成粉，加适量水煮沸后，小火煎 10 分钟，加入蛋黄煮熟。

【用法】吃蛋黄，喝药汤。1 天内分 2 ~ 3 次吃完，要空腹服用，连续用 7 天。

【功效】固肠止泻。

【适用人群】一般人都可以使用，孕妇忌用。

专家提示　这个方子特别适合腹泻时间较长甚至大便失禁的人。

五、便　秘

现代人由于生活节奏快、工作压力大、作息不规律、饮食结构不合理等原因，规律通畅地排便都成了一种奢望，甚至很多人经常需要服用泻药才能排便，说起便秘谁都不会感到陌生，医学上，未服用泻药的自然排便少于每周 3 次或大便干结，或大便虽不干但排出困难的称为便秘。中医学认为便秘的主要原因有：燥热内结，气机郁滞，津液不足，气血亏虚，脾肾阳虚等。改变不好的饮食和生活习惯，可以帮助改善便秘。具体说，比如多吃富含纤维素的食物如粗粮、绿叶蔬菜等，少喝酒、咖啡，多喝水，适当运动，养成定时上厕所的习惯，还可以自己做顺时针方向的腹部按摩，都对改

小贴士

五更泻的常见表现有哪些？

经常天没亮就肚子痛，拉肚子，肠鸣腹痛，泻后痛减，大便稀，混杂未消化的食物，怕冷，手脚发凉，浑身没劲，小便色清次数多，夜尿频等。

小贴士

什么是肠滑不固？

指大肠阳气虚衰不能固摄。常见表现有拉肚子，大便色淡不臭，或大便失禁，甚至脱肛，腹部喜温喜按，四肢发凉等。

善便秘有好处。

小贴士

　　松子仁有"长寿果"之称，具有美容抗衰、延年益寿等作用，特别适合用脑过度的人群。

小贴士

　　肉苁蓉有补肾阳、益精血、润肠通便的作用。另外还可以抗衰老、降血压、抗动脉粥样硬化等。

◎ 三仁通便汤

【组成】松子仁 20 克　火麻仁 20 克　瓜蒌仁 25 克

【制法】以上 3 味中药加适量水煮沸后，小火煎 20 分钟。

【用法】过滤掉药渣，喝药汤。每天 1 次，连服 5 天。

【功效】润肠通便。

【适用人群】一般人都可以使用，孕妇忌用。

　　专家提示　这三种果仁都有润肠通便的作用。除此以外，核桃、腰果等坚果也有通便的功效，平时可以适当多吃一点。

◎ 温阳通便汤

【组成】肉苁蓉 15 克　白术 20 克　当归 10 克

【制法】以上 3 味中药加适量水煮沸后，小火煎 20 分钟。

【用法】过滤掉药渣，喝药汤。每天 1 次，连服 7 天。

【功效】温阳通便。

【适用人群】一般人都可以使用，孕妇忌用。

　　专家提示　肉苁蓉加上白术补脾益肾，当归养血活血。这个方子特别适合用于老年人和气虚血弱的妇女。

◎ 麻油通便方

【组成】麻油半杯　蜂蜜 1 杯半

【制法】把麻油、蜂蜜混合均匀。

【用法】1 天内分 2 次喝下，连服 3 天。

【功效】通大便。

【适用人群】一般人都可以使用，孕妇忌用。

专家提示 这个方法简单方便，特别适合用于出差等生活习惯改变而引起的便秘。

六、腰 痛

在各种疼痛当中，成年人的腰痛发生率是非常高的，根据统计，大约 90% 的成年人有过腰痛。现代医学认为引起腰痛的常见原因有：腰椎间盘突出，椎管狭窄，腰部急慢性外伤，腰肌劳损，强直性脊柱炎等。中医学认为腰痛和气血、经络、脏腑的关系十分密切，引起腰痛的主要原因有：急性闪挫，气血瘀滞，或外感风寒湿邪，经络痹阻，或肾虚、久病劳损。女性腰痛患者不宜穿高跟鞋，鞋跟高度在 3 厘米左右比较合适。平时适当做一些游泳、倒走等运动，配合自我按摩，增强腰部血液循环，加强腰背肌力量，可以减轻腰痛。

◎ 杜仲方

【组成】炒杜仲 30 克　骨碎补 15 克　猪腰子两个

【制法】以上两味中药加适量水，炖猪腰子。

【用法】吃猪腰子，喝汤。连服 5 天。

【功效】补肾强筋骨。

【适用人群】一般人都可以使用，孕妇忌用。

专家提示 杜仲补肝肾、强筋骨，骨碎补补肾活血、续筋疗伤。《神农本草经》记载杜仲"主腰脊痛，补中，益精气，坚筋骨"，是治疗腰痛非常常用的中药。

> **小贴士**
>
> 猪腰子作用缓和，补肾气、利水，"方药所用，借其引导而已"，常常作为治疗肾虚的药引子。

◎ 杜仲茴香方

【组成】狗脊　补骨脂　小茴香各 9 克　猪腰子 2 个

【制法】猪腰子切成片，和 3 味中药加适量水煮到腰片发黑即可。

【用法】吃腰片，喝药汤。连服 5 天。

【功效】补肾强筋骨。

【适用人群】一般人都可以使用，孕妇忌用。

专家提示 狗脊、补骨脂补肝肾、强筋骨、祛风湿，小茴香散寒止痛。《神农本草经》记载狗脊"主腰背强，关机缓急，周痹，寒湿膝痛，颇利老人"。是腰部疾病的特效药。

◎ 川乌外敷方

【组成】生川乌 20 克　生姜 50 克　紫苏叶 20 克　大葱 7 根　高度白酒适量

【制法】以上原材料打成粉后炒熟混匀，加适量白酒调成糊状。

【用法】每天睡觉前把糊状物外敷于痛处，用纱布包好，第二天早上拿掉。

【功效】散寒止痛。

【适用人群】一般人都可以使用，孕妇忌用。

专家提示 川乌祛风散寒、温经止痛，生姜温中散寒，紫苏叶行气散寒，大葱通阳散寒，白酒疏通经络、祛风散寒。外敷方可以和前两个内服方一起用，效果更快更好！

七、尿　频

正常成年人排尿频率为白天 4～6 次，晚上睡觉后 0～2 次，如果排尿次数明显增多就叫尿频，常常伴有尿急症状。夏天人体出汗多，所以相对小便次数不太多。冬天天气冷，人体出汗减少，相对小便次数就增多了。另外有些饮料如茶、啤酒等也会增加小便次数，这些都要和我们这里说的"尿频"加以区别。中医学认为尿频主要是由脾虚、肾阳虚或脾肾两虚引起的。北方常见的栗子有"肾之果"的美誉，老年人如果因为肾虚尿频，平时可以早晚各吃 1～2 个栗子，能起到补肾健脾养胃的作用。

小贴士

脾虚型的尿频常伴有气短乏力，说话有气无力，不想说话，胃口不好，大便偏稀等症状。

◎ 生姜大枣方

【组成】生姜（去皮）150 克　大枣 100 克　红糖适量

【制法】生姜切片，大枣去核，加 500 毫升水煮沸后，小火煎 15 分钟。

【用法】过滤掉药渣，加适量红糖调味，药汁代茶饮，连服 1 个月。

【功效】健脾益气温中。

【适用人群】一般人都可以使用，孕妇忌用。

专家提示　大枣益气补脾，生姜温中，红糖益气补血健脾，对脾虚的尿频效果比较好。

◎ 桑螵蛸方

【组成】桑螵蛸 100 克　红糖适量

【制法】把桑螵蛸打成粉，密封保存。

【用法】每天取 10 克药粉，用红糖水送服。连服 10 天。

【功效】补肾缩尿。

【适用人群】一般人都可以使用，孕妇忌用。

专家提示　桑螵蛸既补益又收涩，是补肾助阳、固精缩尿的良药。这个方子对肾虚的尿频效果比较好。

小贴士

肾虚型的尿频一般晚上比较明显，小便不黄，量多，常伴有腰酸腿软，怕冷，四肢发凉等症状。

◎ 二仁山药方

【组成】核桃仁 25 克　益智仁 20 克　山药 25 克

【制法】以上 3 味中药加适量水煮沸后，小火煎 20 分钟。

【用法】过滤掉药渣，喝药汤。每天 1 ~ 2 次，连服 10 天。

【功效】健脾益肾，固精缩尿。

【适用人群】一般人都可以使用，孕妇忌用。

专家提示　这个方子特别适合用于脾肾两虚的尿频。

小贴士

益智仁有温肾固精缩尿、健脾止泻开胃的作用。

八、尿 浊

尿浊是指小便混浊，甚至好像米泔水一样，但排尿时并不感觉疼痛的一种病证。中医学认为尿浊主要是由于膀胱湿热，或肝郁气滞，或脾肾亏虚引起的。

◎ **玉米须方**

【组成】玉米须 30 克　车前子 20 克　石韦 20 克

【制法】以上 3 味中药加适量水煮沸后，小火煎 20 分钟。

【用法】过滤掉药渣，药汁代茶饮。连服 5 天。

【功效】清利湿热。

【适用人群】一般人都可以使用，孕妇忌用。

专家提示　玉米须利尿消肿，车前子、石韦清热利水通淋。这个方子特别适合于下焦湿热导致的尿浊。

◎ **山药茯苓方**

【组成】山药 10 克　茯苓 15 克　萆薢 10 克

【制法】以上 3 味中药加适量水煮沸后，小火煎 20 分钟。

【用法】过滤掉药渣，药汁代茶饮。连服 5 天。

【功效】健脾益气。

【适用人群】一般人都可以使用，孕妇忌用。

专家提示　山药、茯苓健脾益气利水，萆薢利湿去浊。这个方子特别适合于脾虚气陷导致的尿浊。

九、小便不利

　　小便不利是指小便量减少、排尿困难或小便完全闭塞不通的一种病证。中医学认为小便不利的主要原因有湿热蕴结、尿道阻塞、脾虚气陷、肾气虚弱、热病伤津等。为了避免小便不利的情况出现，日常生活中不要劳累过度，要保证充足的睡眠，避免着凉，大量出汗后要及时补充水分，饮食清淡，并保持心情舒畅。

◎ 葱盐方

【组成】带须葱 20 克　食盐 10 克

【制法】把葱洗干净，和食盐一起捣烂后炒热。

【用法】把炒热后的糊状物敷在肚脐上。

【功效】开窍散寒利尿。

【适用人群】一般人都可以使用，孕妇忌用。

专家提示　这个方子特别适合用于寒性的尿道阻塞。

◎ 代茶饮方

【组成】玉米须

【制法】适量玉米须用沸水冲泡。

【用法】代茶饮，每天喝。

【功效】泻热利尿。

【适用人群】一般人都可以使用，孕妇忌用。

专家提示　这个方子特别适合用于湿热蕴结的小便不利。

◎ 蟋蟀方

【组成】蟋蟀 2 个　黄酒适量

【制法】把蟋蟀焙干后打成粉。

【用法】用适量黄酒冲服药粉，1 次服下。

【功效】利尿消肿。

【适用人群】一般人都可以使用，孕妇忌用。

专家提示　蟋蟀有利尿的作用，对水肿、尿路结石等很有帮助。

> **小贴士**
>
> 葱须有开窍利尿的作用，葱白可以宣通上下阳气，食盐炒热外敷也有温通的作用。

> **小贴士**
>
> 玉米须有泻热通淋、平肝利胆的作用。对水肿、高血压、胆结石、胆囊炎、糖尿病等都有好处。

十、水 肿

水肿是体内水液运行障碍，水湿排泄不出去，泛溢肌肤，引起头面部、四肢，甚至全身浮肿的病证。西医学把全身性水肿分为心源性、肾源性、肝源性和营养不良性4种。中医学认为水肿的主要原因有肺失宣降、脾失健运、肾失开合、膀胱气化失常等。经常出现水肿的人，日常生活中要避免长时间站立或者静坐，适当运动，食物清淡少盐，作息规律，睡觉时可把脚部垫高。

小贴士

脾虚水肿的人常伴有精神不振、气短不想说话、脸色黄而且无光泽、胃口不好肚子胀、大便稀等症状。

◎ 健脾粥

【组成】玉米须 50 克　白扁豆 20 克　大枣 50 克

【制法】以上原材料洗干净后煮成粥即可。

【用法】喝粥，每天 1 ~ 2 次，连服 5 天。

【功效】健脾利水。

【适用人群】一般人都可以使用，孕妇忌用。

专家提示　玉米须清热利尿，白扁豆健脾和中祛湿，大枣健脾益气。这个方子特别适合用于脾虚的水肿。

◎ 大蒜绿豆方

【组成】大蒜 200 克　绿豆 500 克

【制法】以上两味加适量水煮沸后，小火煎直到煮烂。

【用法】分 10 天服用，每天 1 次。

【功效】利尿消肿。

【适用人群】一般人都可以使用，孕妇忌用。

专家提示　大蒜可以加快新陈代谢，绿豆有利尿消肿的作用。

◎ 菟丝子羊肉方

【组成】菟丝子 20 克　羊肉 500 克

【制法】菟丝子加适量水炖煮羊肉。

【用法】吃羊肉，喝汤。每天吃 1 ～ 2 次，连服 3 天。

【功效】温肾利尿。

【适用人群】一般人都可以使用，孕妇忌用。

专家提示　菟丝子补肾益精，羊肉温中补虚祛寒。这个方子特别适合用于肾阳虚的水肿，常伴有畏寒肢冷、腰膝酸软等症状。

十一、狐　臭

　　狐臭是指腋窝和身体其他部位散发出一种难闻的有特殊臊臭气的病证。西医学认为这和大汗腺分泌异常有关，多数人有家族史。在受热、喝酒、情绪激动、运动排汗增多时臭味可加重。中医学认为狐臭多和先天体质有关，或者由于辛辣油腻食物吃的太多，体内湿热太重，熏蒸于外引起。有狐臭的人日常生活中除了经常洗澡、勤换内衣、保持皮肤干爽外，还要注意饮食清淡，不吃辛辣刺激食物，忌烟酒，少吃高脂肪、高热量食物和带有腥味的食物，保持心情舒畅和大便通畅。

◎ 龙眼核外敷方

【组成】龙眼核 10 个　胡椒 30 粒

【制法】以上两味打成粉混合均匀。

【用法】出汗时，用棉签或棉球沾取药粉涂抹在腋下患处。

【功效】去除狐臭。

【适用人群】一般人都可以使用，孕妇忌用。

　　专家提示　这是《本草纲目》里记载的一个治疗狐臭的小方子。

◎ 双椒外敷方

【组成】胡椒　花椒各 50 粒　冰片 5 克　医用酒精适量

【制法】把胡椒、花椒打成粉，加入冰片，用适量医用酒精调成糊状。

【用法】每天取一小团混合物涂在患处，用胶布贴好，1 天换 1 次，连续使用半个月。

【功效】去除狐臭。

【适用人群】一般人都可以使用，孕妇忌用。

专家提示　花椒温中除湿、杀虫止痒，胡椒温中散寒，冰片清香宣散，散郁火通窍。

◎ 茴香涂抹方

【组成】小茴香 5 克　米醋 100 克

【制法】小茴香打粉后加入米醋内调匀。

【用法】用棉签或棉球沾取混合汁涂抹腋下患处，每天 2 ～ 3 次，连用 10 天。

【功效】去除狐臭。

【适用人群】一般人都可以使用，孕妇忌用。

专家提示　小茴香除了含有香味物质，还有加快新陈代谢的作用哦。

第六节　关爱手足，活力一生

手足四肢是人体重要的运动器官，生活、工作、学习都离不开手的功能，而腿脚则担负着全身行动的重任。一个人如果四肢发达，手脚灵活，证明他的生命力旺盛；如果四肢瘦弱，运动迟缓，那么证明他的生命力低下。下面，让我们一起来关爱四肢的健康吧！

一、手脚出汗

手脚多汗，一般是手脚心出汗多，西医学称为"局限性多汗症"，多发生在情绪波动较大、身体比较虚弱的青壮年身上。中医学认为手脚多汗是由脾胃功能失调引起的，主要原因是气虚。手足出汗多的人，平时要注意保持良好的情绪，戒烟少酒，少吃辛辣味重的食物。

◎ 黄芪熏洗方

【组成】黄芪 30 克　葛根 30 克　荆芥 10 克

【制法】以上 3 味中药加适量水煮沸后，小火煎 20 分钟。

【用法】先用药蒸汽熏蒸手脚，再月药汁外洗。每天 1 次，连用 5 天。

【功效】益气固表止汗。

【适用人群】一般人都可以使用，孕妇忌用。

专家提示　黄芪有益气固表、敛汗固脱的作用，对气虚的多汗效果很好。

◎ 明矾外洗方

【组成】明矾 20 克

【制法】用适量沸水溶化明矾。

【用法】等到水温合适时浸泡手脚 10 分钟，并自然晾干，每天 1 次，
　　　　连用 5 天。

【功效】收敛止汗。

【适用人群】一般人都可以使用，孕妇忌用。

专家提示　明矾有收敛止汗、解毒杀虫的作用。

小贴士

明矾内服的刺激性很大，一般都是外用。

◎ 蛋黄油方

【组成】鸡蛋黄 2 个　花生油少量

【制法】用少量花生油煎鸡蛋黄，一直煎到蛋黄变成黑色，煎出油来。

【用法】用煎出的油擦手，把手擦热。早晚各擦 1 次，连用 3 天。

【功效】收敛止汗，消肿生肌。

【适用人群】一般人都可以使用。

专家提示　这个方子还可以用于湿疹、神经性皮炎、烧烫伤等。

二、手足干裂

西医学认为手足皮肤干裂和真菌、湿疹、单纯皮肤老化干燥、糖尿病等有关系。轻度的手足干裂仅有皮肤干燥、表皮裂纹，没有出血疼痛。如果裂口严重，达到真皮深层和皮下组织，就会有明显疼痛和出血，影响局部功能，对日常生活造成很多不便。手足干裂的人，平时要减少接触凉水，少用碱性强的肥皂，洗手后涂抹护手霜，可适当多吃葵花籽、胡萝卜、菠菜、红薯、动物肝脏、猪皮、阿胶等食物。

◎ 白及外敷法

【组成】白及 100 克　蜂蜜适量

【制法】白及打成粉后，用蜂蜜调成糊状。

【用法】每天睡觉前把糊状物敷在干裂的皮肤上，用纱布包好，第二天早上洗干净即可。

【功效】止血生肌止痛。

【适用人群】一般人都可以使用，孕妇忌用。

专家提示　白及收敛止血、消肿生肌。《神农本草经》记载白及"主痈肿恶创，败疽伤阴，死肌。"

◎ 鱼肝油外敷法

【组成】鱼肝油胶囊适量

【制法】把鱼肝油胶囊刺破，取出里面的液体。

【用法】先用热水清洗患处，用刀刮去过厚的角质层，再用鱼肝油液体涂抹患处。

【功效】滋润皮肤。

【适用人群】一般人都可以使用，孕妇忌用。

专家提示　这个方子特别适合用于皮肤干燥、容易脱皮的人。

小贴士

鱼肝油富含的维生素A可以促进上皮的分化，帮助维护皮肤健康。

◎ 香蕉外敷法

【组成】香蕉 1 只　黑皮的烂香蕉更好

【制法】把香蕉捣烂成泥状。

【用法】用香蕉泥涂擦患处。

【功效】润肤止裂。

【适用人群】一般人都可以使用，孕妇忌用。

专家提示　民间验方，简单易操作，而且效果不错。

三、冻 疮

冻疮是由于在寒冷环境里停留时间过长，身体局部保暖措施没做好，手背、足背、耳朵、面颊等部位出现红肿发凉、瘙痒疼痛、甚至皮肤紫暗、溃烂为主要表现的病证。冻疮好发于手、足、耳、脸等部位，皮肤苍白红肿，摸上去冰凉，自己感觉局部发热疼痛、瘙痒，遇热瘙痒加重。中医学认为冻疮主要是因为人体阳气不足，受寒后气血凝滞，肌肤失养造成的。容易长冻疮的人，平时应适当多运动，促进末梢血液循环。忌烟，冬季注意保持末梢部位的干燥温暖，适当多吃高热量和富含维生素的食物，特别要注意：冻后不能直接用热水浸泡局部！

◎ 当归米醋方

【组成】当归 20 克　米醋 500 克

【制法】当归和米醋一起煮沸后，小火煎 30 分钟。

【用法】药渣带药汁一起浸泡患处。或用纱布沾取药汁擦患处，直到患处皮肤变松皱为止。连用 5 天。

【功效】活血止痛。

【适用人群】一般人都可以使用，孕妇忌用。

专家提示　当归有补血活血止痛的作用，容易得冻疮的人平时可以用羊肉煲汤，加入适量当归、

> **小贴士**
>
> 用外洗的方法治疗冻疮，只适合用于没有溃烂的皮肤局部。

生姜，对改善体质、避免冻疮也很有好处。

◎ 芝麻叶方

【组成】新鲜芝麻叶适量

【制法】夏天取新鲜芝麻叶捣烂。

【用法】夏天用捣烂的芝麻叶涂擦长过冻疮的部位 20 分钟，并使叶汁留在皮肤上，1 个小时后清洗干净。连用 5 天。

【功效】补肝肾，益气血。

【适用人群】一般人都可以使用，孕妇忌用。

专家提示 民间验方，效果明显，夏天治疗，冬天见效，这就是冬病夏治。

◎ 茄茎外洗方

【组成】茄子茎叶 500 克　辣椒面 10 克

【制法】把茄子茎叶洗干净并切成小段，和辣椒面一起加适量水煮沸后，小火煎 30 分钟。

【用法】待水温合适时，药渣带药汁一起浸泡患处，或用纱布沾取药汁擦患处。每天 1 次，每次 30 分钟。

【功效】祛风收敛消肿。

【适用人群】一般人都可以使用，孕妇忌用。

四、足　癣

足癣，也就是我们俗称的"脚气"，是由致病性皮肤真菌引起的足部皮肤病，有传染性。中医学认为足癣的主要原因是脾胃湿热，下注于足，或由湿热生虫，或相互传染。脚掌多汗是足癣的主要诱发因素，所以平时要注意保持脚的干燥，穿易吸汗的袜子、通风透气的鞋子，勤洗鞋袜，不和他人共用浴巾、脚盆等，防止交叉感染。

◎ 韭菜泡脚方

【组成】韭菜 500 克

【制法】韭菜加适量水煮沸后，小火煎 10 分钟。

【用法】药渣带药汁一起泡脚，每天 1 次，每次 30 分钟。连用 5 天。

【功效】杀菌止痒。

【适用人群】一般人都可以使用，孕妇忌用。

◎ 姜盐泡脚方

【组成】生姜 100 克　食盐 50 克

【制法】生姜和食盐加适量水煮沸后，小火煎 10 分钟。

【用法】药渣带药汁一起泡脚，每天 1 次，每次 30 分钟，连用 7 天。

【功效】杀菌止痒。

【适用人群】一般人都可以使用，孕妇忌用。

◎ 二矾泡脚方

【组成】明矾 10 克　枯矾 10 克　冰片 3 克

【制法】以上中药打成粉混匀。

【用法】用棉签或棉球沾适量药粉，涂抹患处，每天 1 次，连用 10 天。

【功效】杀菌止痒。

【适用人群】一般人都可以使用，孕妇忌用。

专家提示　明矾、枯矾都有解毒杀虫、收敛止汗的作用。冰片可以散郁火、消肿止痛。

> **小贴士**
>
> 饮食上要以清淡为主，少吃辛辣、刺激性强的食物如辣椒、羊肉、酒、海鲜、油炸食品等。

五、鸡　眼

鸡眼是长在脚底的局限性、角化性、圆锥形的增厚物，多数是因为长期摩擦和受压引起的，一般是针头到黄豆大小，表面光滑，和皮肤表面相平或稍有隆起，呈淡黄或深黄色，半透明。中医学认为鸡眼的主要原因是足部长期受压，气血运行不畅，肌肤失养而出现生长异常。平时多用热水泡脚，可以软化鸡眼。

超简单实用的 小偏方

◎ 葱椒外敷方

【组成】葱白1根　花椒5粒

【制法】把葱白和花椒一起捣烂成泥状。

【用法】取泥状物敷在鸡眼上，用胶布贴上密封，24小时后去掉，隔日用1次。

【功效】软坚止痛。

【适用人群】一般人都可以使用，孕妇忌用。

◎ 地骨皮外敷方

【组成】地骨皮　红花各10克　香油适量

【制法】两味中药打成粉混匀，加适量香油调成糊状，密封保存。

【用法】每天晚上热水泡脚后，取适量糊状物敷在鸡眼上，用胶布贴上密封，第二天早上清洗干净。

【功效】软坚化瘀止痛。

【适用人群】一般人都可以使用，孕妇忌用。

　专家提示　地骨皮清热凉血，引药到达足部，红花有活血通经、化瘀止痛的作用。

◎ 乌梅外敷方

【组成】乌梅10个　陈醋适量

【制法】把乌梅打成粉，加适量陈醋调成糊状，密封保存。

【用法】每天晚上热水泡脚后，取糊状物敷在鸡眼上，用胶布贴上密封，第二天早上清洗干净。

【功效】软坚止痛。

【适用人群】一般人都可以使用，孕妇忌用。

专家提示　上面介绍的这几个外敷小方子可以交替使用。

六、烧烫伤

烧烫伤是日常生活中常见的意外伤害，如果不及时处理，有时会导致严重的后果。烧烫伤的类型主要有四种：一是热力烧伤，如火焰、开水等造成的烧伤；二是化学烧伤，如硫酸、盐酸、生石灰等造成的烧伤；三是电烧伤；四是放射烧伤。烧烫伤程度分为三度：Ⅰ度是皮肤起红斑，有火辣辣的刺痛感；Ⅱ度是患处起水泡，疼痛明显；Ⅲ度是烫伤的皮肤剥落，创面苍白，疼痛消失。在日常生活中，热力烧伤比较常见，所以平时在接触沸水、热蒸汽、火焰、热油等容易造成烧烫伤的物品时，要特别小心。

◎ 白糖外敷法

【组成】白糖。

【制法】白糖加少量清水调匀。

【用法】烧伤烫伤后立即把混合物湿敷在创面上，只要皮肤没有破损都可以用。

【功效】消肿止痛。

【适用人群】一般人都可以使用。

> **小贴士**
> 烧烫伤后的饮食要以清淡为主，少吃辛辣、刺激性强的食物如辣椒、羊肉、酒、海鲜、油炸食品等。

专家提示　民间验方，运用方便，效果显著。

◎ 大黄外敷法

【组成】生大黄　香油适量

【制法】生大黄打成粉，用适量香油调成糊状。

【用法】用糊状物涂抹患处，纱布固定，变干之后去掉，换新药，直到伤口愈合。

【功效】消肿化瘀止痛。

【适用人群】一般人都可以使用，孕妇忌用。

专家提示 这个方子特别适合用于烧伤患者。

◎ 土豆皮外敷法

【组成】土豆 1 个

【制法】土豆洗干净后加水煮 25 分钟，剥下土豆皮。

【用法】把土豆皮敷在伤口上，用纱布包好，3 ~ 4 天即可痊愈。

【功效】消肿化瘀止痛。

【适用人群】一般人都可以使用。

专家提示 这个方子对烧伤后的伤口肿痛有很好的效果。

七、肩周炎

肩周炎的主要表现是肩关节疼痛和活动受限制，四五十岁的女性最常见，常因天气变化和劳累而诱发，白天轻，晚上重，影响日常生活，严重的不能做梳头、洗脸等动作，甚至出现局部肌肉萎缩。中医学认为肩周炎的病因主要是风寒湿邪闭阻经脉，气血运行不通畅，筋失所养，不通则痛，与外伤、劳损、年龄、受寒和体质因素有关系。

◎ 桑枝大枣粥

【组成】桑枝 40 克　大枣 10 个　大米 50 克

【制法】桑枝加水煎 30 分钟后去掉药渣，取药汁加大枣和大米煮成粥。

【用法】喝粥，每天 1 碗。

【功效】通络止痛。

【适用人群】一般人都可以使用，孕妇忌用。

专家提示 桑枝有祛风通络、利关节的作用，尤其适合用于上肢的病痛。

小贴士

饮食上应适当多吃补养气血、温经散寒、舒筋活络的食物，如羊肉、牛肉、姜、丝瓜、韭菜、木瓜、核桃等。

超简单实用的 小偏方

◎ 生姜外敷方

【组成】生姜　高度白酒适量

【制法】生姜捣成泥状，倒入适量白酒，用打火机点着白酒后，用筷子不断搅动生姜泥，使其受热均匀。

【用法】等到温度合适时，把生姜泥敷在肩部受寒或疼痛的部位，用纱布包好，3～5小时后再清洗干净。

【功效】散寒止痛。

【适用人群】一般人都可以使用，孕妇忌用。

专家提示　民间小方子，简单方便，效果好。

◎ 秦艽桂枝方

【组成】秦艽45克　桂枝30克　僵蚕30克　红花30克

【制法】以上药物打成粉混匀，密封保存。

【用法】每次取药粉10克，用黄酒送服，每天2次，连服10天。

【功效】散寒通络，化瘀止痛。

【适用人群】一般人都可以使用，孕妇忌用。

专家提示　秦艽祛风湿、舒筋络，桂枝温阳通脉，僵蚕祛风解痉，红花活血化瘀。《神农本草经》记载秦艽"主寒热邪气，寒湿，风痹，肢节痛"。

八、扭　伤

扭伤主要表现是局部肿胀、疼痛、活动受限、皮肤颜色青紫等，但没有骨折、脱臼、皮肉破损等情况，属于闭合性软组织损伤。主要原因是在外力作用下，关节突然发生超出生理范围的活动，在运动中多见。

◎ 大黄外敷方

【组成】大黄　栀子　黄柏各 20 克　少量面粉　鸡蛋清

【制法】3 味中药打成粉混匀，加少量面粉，用鸡蛋清调成糊状。

【用法】扭伤后立即用糊状物外敷患处，纱布固定，每天换药，连用 3 天。

【功效】化瘀消肿止痛。

【适用人群】一般人都可以使用，孕妇忌用。

专家提示　大黄逐瘀通经，栀子清热利湿消肿，黄柏清热燥湿、解毒疗疮。《神农本草经》记载大黄"主下瘀血，血闭"，不论内服还是外用都可以用来治疗外伤瘀血。

◎ 栀子外敷方

【组成】栀子 20 克　乌药 10 克　50% 酒精　少量面粉

【制法】栀子和乌药打成粉，加少量面粉，用酒精调成糊状。

【用法】把糊状物敷在扭伤处，纱布固定，每天换药，连用 3 天。

【功效】消肿止痛。

【适用人群】一般人都可以使用，孕妇忌用。

专家提示　栀子利湿消肿，乌药行气止痛，可以使扭伤局部快速消肿止痛。

◎ 蟹壳散

【组成】螃蟹壳　黄酒适量

【制法】把螃蟹壳洗干净，焙干后打成粉，密封保存。

【用法】每次取药粉 5 克，黄酒冲服，每天 1 ~ 2 次，连服 5 天。

【功效】消肿止痛。

【适用人群】一般人都可以使用，孕妇忌用。

超简单实用的　小偏方

小方虽小也治病

人吃五谷杂粮，没有不生病的道理。人活着健康就好，但人生没有顺顺利利的，多少都有不顺的时候，谁都会有头疼脑热的小毛病。因为这些小毛病天天跑医院，大部分人没有那么多的时间和精力；可是这些头疼脑热的小毛病总不好，不但容易酿成大病，而且也会影响人的心情，心情不好又会反过来影响身体健康，形成恶性循环。在这里，给大家介绍一些简单实用的小方子，用于平时的防病治病，只要灵活运用下面介绍的小方子，你也可以变成自己的保健医。但是，我还是要提醒大家，如果服用这些小方子以后，病情没有好转的话，一定要去医院！

第一节 失 眠

睡眠是一种自然的生理现象，人的一生中有1/3是在睡眠中度过的。人若不睡眠，将产生一系列身体和精神的症状，而睡眠与觉醒的周期也和周围的环境有很大关系。失眠是一种最常见的睡眠紊乱，几乎我们每个人都有过失眠的经历。中医学认为，失眠是由于心神失养或不安而引起，以经常不能获得正常睡眠为特征的一类常见病证。长期失眠能加重或诱发心律失常、冠心病心绞痛、高血压、头痛等病。

其实，通过调整人体脏腑的气血阴阳，使它们达到相对的平衡状态，就能改善睡眠状况，而且不会引起药物依赖，下面介绍一些简单的方法。

小贴士

中医怎么理解睡眠？

中医学讲人和天地、四时是相对应的。到了夜晚，太阳落，月亮升，万物归于寂静。对于人体来说，到了晚上，也是阳气慢慢进入阴血的时候了，人就会减少活动，进入睡眠状态。

◎ 蜜百合

【组成】新鲜百合100克　蜂蜜50克

【制法】把蜂蜜和百合拌匀，隔水蒸至百合软糯即可。

【用法】直接食用或含服。

【功效】安神助眠。

【适用人群】失眠、多梦的人。

◎ 百合二仁蜜

【组成】鲜百合50克　柏子仁10克　酸枣仁25克　红枣10个　蜂蜜2匙

【制法】把柏子仁、酸枣仁、百合一起放入砂锅里，水煎2次，去渣留汁，加入大枣和适量清水，小火煮30分钟，离火，加入蜂蜜搅匀即成。

【用法】每天1剂，连用5～7天为一疗程。

【功效】养心安神助眠。

【适用人群】失眠的人，伴有多梦、心慌、耳鸣等症状。

◎ 竹叶栀子茶

【组成】淡竹叶 10 克　栀子 3 克

【制法】把淡竹叶和栀子一起放入杯子里，冲入沸水，加入适量蜂蜜或冰糖调味即可。

【用法】代茶饮。

【功效】清心安神。

【适用人群】晚上入睡困难或者容易醒、多梦、心烦的人。

◎ 柏子仁茶

【组成】炒柏子仁 15 克

【制法】把柏子仁放入杯子里，冲入沸水，加入适量蜂蜜或冰糖调味，即可。

【用法】代茶饮。

【功效】宁心安神。

【适用人群】晚上入睡困难或者容易醒、多梦、盗汗、心慌、气短的人。

专家提示　吃太多油腻的食物，也可用柏子仁茶去油腻哦。

◎ 酸枣仁粥

【组成】酸枣仁 30 克　红枣 10 个　粳米 100 克

【制法】把酸枣仁、红枣、粳米放入锅里，加水，一起煮粥。

【用法】每天晚上随意吃，吃的时候可以加入少量白糖调味。

【功效】养血安神。

【适用人群】晚上入睡困难或者容易醒、多梦、心烦的人。

小贴士

失眠和运动

适当进行体育锻炼和参加体力劳动，对于提高睡眠的效果，改善体质及提高工作学习效率都有促进作用。比如太极拳、气功等，都有良好效果。

◎ 百合杏仁粥

【组成】干百合 10 克（新鲜百合 30 克） 莲子 13 克 杏仁 15 克 粳米 100 克

【制法】先把莲子去心，和干百合、杏仁、粳米一起放入锅里，加入适量水，一起煮粥。

【用法】每天晚上随意吃，吃的时候可以加入少量白糖调味。

【功效】养心安神。

【适用人群】晚上入睡困难或者容易醒、多梦的人。

◎ 百合生地枣仁汤

【组成】百合 45 克 生地 18 克 酸枣仁 20 克 冰糖适量

【制法】把百合、生地、枣仁一起放到锅里，水煎 2 次，去渣取汁，加入冰糖稍煮即成。

【用法】每天 1 剂，连服 7～10 天。

【功效】滋阴养血，镇静安神。

【适用人群】失眠容易醒伴有情绪烦躁的人。

小贴士

失眠的生活调理

失眠的人平时生活要有规律，注意劳逸结合；养成良好的睡眠习惯，睡前热水洗脚，按摩足底、手心，使心情放松，不喝咖啡、浓茶、烈酒，避免长时间看书阅报和过度兴奋、忧愁；卧室环境要安静，空气要清新，温度要适宜，光线要柔和，被褥不宜过硬，枕头不要过高。

◎ 小麦百合生地汤

【组成】小麦 30 克 百合 15 克 生地 20 克 生龙齿 15 克

【制法】把小麦用布包，和百合、生地、生龙齿一起煎，煮至小麦熟即可。

【用法】每天 1 剂，连服 7～10 天为一疗程。

【功效】滋养心阴，镇心安神。

【适用人群】情绪不稳、心烦心慌、失眠、多梦易醒的人。

◎ 地黄枣仁粥

【组成】生地黄 15 克 酸枣仁 30 克 红枣 15 克 粳米 100 克

【制法】先把生地黄和酸枣仁加水，煎煮 15 分钟，去渣取汁，在药汁里放入红枣、粳米，再加适量水，一起煮粥，

超简单实用的 小偏方

粥成即可。

【用法】每天晚上随意吃，吃的时候可以加入少量白糖调味。

【功效】养血清热，安神定志。

【适用人群】晚上入睡困难或者容易醒、多梦的人。

专家提示 平时容易着急上火、脾气较急的人不适合用这个方子。

◎ 莲心茶

【组成】莲子心 5 克　淡竹叶 10 克

【制法】把淡竹叶和莲子心一起放入杯子里，冲入沸水，加入适量蜂蜜或冰糖调味，即可。

【用法】代茶饮。

【功效】清火、宁心、降压。

【适用人群】晚上入睡困难、心烦的人，也可用于高血压。

◎ 柚皮莲子心茶

【组成】柚子皮 15 克　莲子心 3 克

【制法】把新鲜柚子皮洗净切丝，和莲子心一起放入杯子里，冲入沸水，加入适量蜂蜜或冰糖调味，即可。

【用法】代茶饮。

【功效】清心安神。

【适用人群】晚上入睡困难、心烦的人。

专家提示 平时容易着急上火、脾气较急的人可以用上面两个方子哦。

◎ 龙芍莲心饮

【组成】莲子心 6 克　白芍 9 克　龙骨 15 克

小贴士

学会和失眠"和平共处"

失眠的人在睡觉时往往由于急于入睡反而会不断兴奋和紧张，使感觉更加清晰，加重了失眠和焦虑。这时最好的办法就是学会坦然处之，能睡多久就睡多久，不要强求。

【制法】把上3味一起放到砂锅里，加水煎煮30分钟即可。

【用法】每天1剂，分早晚2次吃，7～10天为一疗程。

【功效】镇静、清心、安神。

【适用人群】晚上入睡困难或者容易醒、心烦心慌、多梦的人，尤其适用于有高血压的患者。

◎ 莲子粉粥

【组成】莲子（去皮带心）50克　龙眼肉30克　冰糖适量

【制法】先把去皮干莲子磨粉，用水调成糊状，放入沸水里，同时放入龙眼肉，煮成粥，加入冰糖。

【用法】每晚睡前吃1小碗。

【功效】养血安神，除烦宁心。

【适用人群】晚上入睡困难或者容易醒、多梦的人。

专家提示　本方尤其适用于平时气血不足、面色较差、贫血的人。

◎ 龙眼莲子粥

【组成】龙眼肉　莲子肉各30克　红枣10个　糯米60克

【制法】先把莲子去心，红枣去核，再和龙眼肉、糯米一起煮粥。

【用法】每天晚上随意吃，吃的时候可以加入少量白糖调味。

【功效】补养心脾，养血安神。

【适用人群】晚上入睡困难或者容易醒、多梦的人。

专家提示　龙眼肉作用是益心脾、补气血、安心神，主要用来治疗心脾两虚、气血不足所致的心慌失眠；莲子肉可以补益心脾肾三脏，主要用来治疗失眠多梦。

◎ 核桃人参汤

【组成】核桃仁25克　生晒参6克　生姜3片　冰糖少许

【制法】把核桃仁、人参、生姜一起放到砂锅里，加水适量，煎汁1碗。去参、姜，加入冰糖稍炖即成。

【用法】临睡前温服，连服 3 ~ 5 天为 1 个疗程。

【功效】补气温肾，安神宁心。

【适用人群】失眠同时伴有心慌气短、稍动就喘、怕风爱出汗等症状的人。

◎ 灵芝酒

【组成】灵芝 100 克　黄酒 1000 毫升

【制法】把灵芝浸泡在 1000 毫升黄酒里，1 周后开始饮用。

【用法】每晚 1 小盅。

【功效】强身安神美容颜。

【适用人群】适用于心慌气短、晚上入睡困难或者容易醒、多梦的人。

◎ 灵芝茶

【组成】灵芝 10 克

【制法】把灵芝切成薄片，沸水冲泡。

【用法】代茶饮。

【功效】补中益气，养心安神，益寿延年。

【适用人群】心慌气短、晚上入睡困难或者容易醒、多梦的人。

◎ 糯米灵芝粥

【组成】糯米 50 克　灵芝 5 克　小麦 60 克

【制法】把糯米、小麦、灵芝洗净，灵芝块用纱布包好，一起放入砂锅加水 800 毫升，用小火煮
到糯米、小麦熟透，加入适量白糖调味即可。

【用法】晚上服用，一般服 5 ~ 7 天便有效。

【功效】养心、益肾、补虚。

【适用人群】心慌气短、晚上入睡困难或者容易醒、多梦的人。

> **小贴士**
>
> **失眠的心理调节**
>
> 失眠的人，平时要注意喜怒有节，保持心情舒畅，情绪要稳定、愉快，消除紧张和疑虑。可以采用音乐疗法和钓鱼、观赏山水等方法。

专家提示　灵芝具有补益气血、健脾和胃、安神的作用。对于身体虚弱、神疲乏力、失眠心慌

等症有不错的效果。

◎ 陈皮茯苓粥

【组成】陈皮 20 克　茯苓 30 克　粳米 100 克

【制法】先把陈皮、茯苓煎取药汁去渣，然后加入粳米煮粥；或把陈皮晒干，和茯苓一起研成细末，每次用 3 ~ 5 克，调入已煮沸的米粥中一起煮。

【用法】每天 1 ~ 2 次，连续吃 10 ~ 15 天。

【功效】理气健脾，化痰安神。

【适用人群】腹部胀满、消化不良、晚上入睡困难或者容易醒、多梦的人。

小贴士

劳宫穴属心包经，是人与天地外气沟通的主穴；涌泉穴是肾经的起点，有宁心安神作用。手心的"心之火"和脚心的"肾之水"在反复搓揉中形成交融。只要坚持，逐渐会达到水火既济、心肾交通，睡眠自然安稳。

◎ 茯苓包子

【组成】茯苓 30 克　面粉 1000 克　猪肉 500 克

【制法】把茯苓块放入锅里，每次加水约 250 毫升，煎煮 3 次取汁，调入发酵面团里；猪肉剁馅，加酱油等调料拌匀，按常规制成包子，上笼蒸熟。

【用法】每天 1 ~ 2 次，连续吃 10 ~ 15 天。

【功效】补脾益胃，祛湿安眠。

【适用人群】腹部胀满、消化不良、晚上入睡困难或者容易醒、多梦的人。

专家提示　以茯苓为主的小方子，适宜于脾胃虚弱、消化不良、失眠的人。

◎ 莲子麦苓糕

【组成】莲子肉 30 克　茯苓 20 克　麦冬 30 克　面粉 100 克　桂花　白糖适量

【制法】以上各味一起粉碎成细面，加入白糖、桂花适量和面粉拌匀，用水和面成面团，上屉蒸成糕。

【用法】每天早餐吃 50 ~ 100 克，连续吃 10 ~ 15 天。

【功效】健脾安神，滋阴清热。

【适用人群】心慌、口干、乏力，晚上入睡困难或者容易醒、多梦的人。

◎ 按摩方

每天用温水泡脚 15 分钟，然后，静坐在床上，用左手心（劳宫穴）对准脚心的涌泉穴，正转反转各约 100 下，再如法换另一只手，揉搓另一个脚心的涌泉穴，坚持一星期。

第二节　感　冒

感冒俗称"伤风"，是最常见的一种疾病，任何年龄的任何人一年四季都可以患感冒。在感冒的初期阶段，运用一些常见的食物和药物来治疗，既简单又实用，效果也不错。

一、风寒感冒

感冒在中医里分很多类型，四季中最常见的是风寒感冒，中医讲是由于感受风寒邪气而引起的感冒，俗话说就是受凉了或者着凉了。主要表现为发热、怕冷、流清鼻涕、头疼、身体疼痛等，但是嗓子不疼，也不红肿。一般常发病于相对凉爽的季节如冬天、春天，但是夏天吹空调过度也可以见到风寒感冒哦！

◎ 葱豉汤

【组成】葱白（连须）3 ~ 5 根　豆豉 10 ~ 20 克

【制法】把葱白洗净，和豆豉一起煎煮 10 分钟，即可。

【用法】每天 3 ~ 4 次，每次 100 ~ 150 毫升左右；或代茶饮。

【功效】发汗散寒解表。

【适用人群】一般人在感冒初期都可以使用，孕妇慎用。

专家提示　平时容易上火的人，不适合用这个方子。

◎ 姜糖苏叶饮

【组成】鲜生姜 15 克　红糖 10 克　鲜苏叶 10 克

【制法】把生姜、苏叶洗干净，生姜切丝，和苏叶一起放入杯子里，倒入沸水，盖上盖，浸泡 10 分钟，放入红糖，调匀，即可饮用。

【用法】趁热喝下，卧床休息，若能出汗，效果更好。

【功效】散寒解表和胃。

【适用人群】一般人在感冒初期都可以使用，孕妇慎用。

专家提示　平时肠胃不好、怕冷的人得了感冒，更适合用这个方子。

◎ 葱白豆腐汤

【组成】豆腐 200 克　葱白 3 ~ 5 根

【制法】把葱白洗干净，切断拍破，豆腐切片。锅里放入少许食用油，烧热，放入葱白和豆腐，炒出香味，加入适量清水和少许食盐，烧煮一些时候，煮开后趁热喝下。

【用法】趁热喝下，若能出汗，效果更好。

【功效】散寒解表。

【适用人群】一般人在感冒初期都可以使用。

专家提示　本方虽小，疗效不错，感冒初期，均可服食。

二、风热感冒

　　风热感冒，指的是由于感受风热邪气而引起的感冒。一般容易见于春夏之交或者夏天，天气温暖甚至炎热的季节，或者是体质偏热的人得了风寒感冒之后转化而成的。主要表现为发热、不怕冷、流黄鼻涕或稠鼻涕、嗓子红肿疼痛、头疼、口渴、喜欢喝水等。

◎ 银花薄荷饮

【组成】金银花 15 克　薄荷 6 克

【制法】把金银花和薄荷用水洗净，先煮金银花 10 分钟，再加入薄荷，煮沸后 3 分钟，即可。

【用法】代茶饮，可加入少量冰糖调味。

【功效】辛凉解表，利咽解毒。

【适用人群】一般人均可服用。

专家提示 即使没有风热感冒，平时加班熬夜抽烟上火了，感觉到口干咽干嗓子疼，也可以服用这个银花薄荷饮哦。

◎ 紫苏薄荷粥

【组成】鲜紫苏 10 克　鲜薄荷 20 克　粳米 100 克

【制法】把紫苏和薄荷用水洗净，锅里加入适量水，煮开后放入紫苏和薄荷，煮 5 分钟，倒出汤汁备用；粳米淘洗干净，放入适量水，煮至九成熟时，加入紫苏和薄荷汁，继续煮，熬好即可。

【用法】感冒时可当主食，亦可加入少量冰糖调口味。

【功效】疏风散热，清利头目。

【适用人群】一般人均可服用。

专家提示 紫苏薄荷粥也有预防感冒的功效哦。平时容易感冒的人、体质虚弱的人，可在感冒多发季节服用本粥。

三、暑湿感冒

暑湿感冒，是夏天特有的感冒，俗称热伤风。一般是由于夏天天气闷热，湿度大，吹空调过度或者吃冷饮过多而引起的。主要表现是鼻塞比较重，头觉得沉重，昏昏沉沉的，不清醒，没有胃口，甚至恶心呕吐、拉肚子等。

◎ 香薷饮

【组成】香薷（15 岁以下的儿童，每一岁用 1.5 克；15 岁以上用 30 克）

【制法】用开水冲泡，盖盖焖 10 分钟即可。

【用法】代茶饮。

【功效】发汗解暑，祛湿调中。

【适用人群】一般人均可服用。

专家提示 夏季暑湿较重，一周可以喝 1 次香薷饮，驱除体内湿气。经常饮酒的人也可以喝香薷饮哦！

◎ 荷叶冬瓜汤

【组成】鲜荷叶 1 张　鲜冬瓜 250 克

【制法】把荷叶和冬瓜用水洗净，锅里加入适量水，煮至冬瓜熟，加入适量食盐就可以了。

【用法】做汤喝，暑湿季节可以常喝。

【功效】清暑化湿。

【适用人群】一般人均可服用。

专家提示 荷叶经常用于烹饪中，取其清香之气，夏天食用，添香解腻。另外，荷叶还有减肥利水的功效。

◎ 西瓜番茄汁

【组成】西瓜 500 克　番茄 250 克

【制法】把西瓜和番茄榨汁后，混合调匀即可。

【用法】代茶饮，随时喝。

【功效】清暑热，生津液。

【适用人群】一般人均可服用；脾胃虚寒的人慎用。

专家提示 西瓜番茄汁还具有美容养颜的功效。

四、预防感冒

中医讲究未病先防，对于身体虚弱、容易感冒的人，如果在平时或者感冒多发季节，提前进行预防性服药，就可以让他们不感冒，或者即使感冒病情也比较轻，这比得了感冒之后再去治疗要更有效。

◎ 贯众茶饮

【组成】贯众 10 克　茶叶适量

【制法】把贯众用水洗净，和茶叶一起放入杯子里，沸水冲泡即可。

【用法】代茶饮，可加入少量冰糖调味。

【功效】解表退热。

【适用人群】一般人均可服用。

专家提示　贯众茶饮，在感冒流行季节服用，具有很好的预防疗效哦。

◎ 黄芪苏叶饮

【组成】黄芪 15 克　紫苏叶 10 克　生姜 3 片（如 1 元钱硬币大小）　大枣 5 个

【制法】把黄芪、生姜、大枣用水洗净，放入砂锅里，加入适量水煮，待水开后 10 分钟，加入紫苏叶煮 5 分钟，即可。

【用法】代茶饮，可加入少量红糖调味。

【功效】益气固表，补气温中。

【适用人群】一般人均可服用。

专家提示　黄芪苏叶饮，尤其适用于体质虚弱的人群，黄芪具有很好的补肺气功能，生姜、大枣可以补脾胃气。

◎ 银花蓝根饮

【组成】金银花 15 克　桔梗 10 克　板蓝根 10 克

【制法】把金银花、桔梗、板蓝根用水洗净，放入砂锅里，加入适量水煮，等水开后再煮5分钟即可。

【用法】代茶饮。

【功效】宣肺解表，清热解毒。

【适用人群】一般人均可服用。

专家提示　银花蓝根饮，尤其适用于夏秋季节交替时，流感盛行季节。

第三节　咳　嗽

随着现代工业的发展，我们居住的环境变得和以前不太一样了。城市里，汽车尾气的增多，工业废气的排放，使得现在的空气质量有时候会非常糟糕。常年呼吸这种污染过的空气，对人的肺自然不好，空气里的粉尘、可吸入颗粒物等很容易引起呼吸道反应，产生咳嗽或者慢性咽炎、过敏性哮喘等。在咳嗽初期，或仅仅是嗓子不舒服时，应该吃些什么食物或者简单的小药物，就可以把这些疾病扼杀在萌芽阶段呢？下面介绍一些简单的办法。

一、通用方

大家都知道雪梨、川贝、枇杷、百合等食物或药物对肺有好处，可以治疗咳嗽，无论什么原因引起的咳嗽都可以使用这些食物或药物，我们就在这里介绍一些食用方法。

◎ 冰糖炖雪梨

【组成】雪梨　冰糖

【制法】把新鲜的雪梨去皮，去核，切成大小适中的块，依个人口味加入适量冰糖，放入锅里蒸熟或煮熟即可。也可加入少量杏仁。

【服法】每次可食用1个雪梨。

【功效】生津润燥，清热化痰。

【适用人群】一般人均可服用。

◎ 银耳百合羹

【组成】银耳　百合

【制法】银耳用凉水泡软，先把银耳炖熟，再加入百合、冰糖，用小火炖至银耳、百合软糯即可。

【服法】可1次多炖一些，依个人食量服用。

【功效】滋阴润肺。

【适用人群】一般人均可服用。

◎ 糖煮金橘

【组成】金橘　冰糖

【制法】把金橘洗干净，每个金橘用牙签戳2～3个洞，加入水，以盖过金橘为宜，煮沸，加入冰糖，用小火炖烂，趁热食用。

【服法】可1次多煮一些，依个人食量服用。没吃完的放入冰箱保存，每次吃时加热食用。

【功效】润肺化痰止咳。

【适用人群】一般人均可服用。

专家提示　冰糖性偏凉，如果不喜欢用冰糖，可用蜂蜜代替，蜂蜜本身就有润肺的功能哦。

◎ 川贝梨水

【组成】川贝粉3克　雪梨　蜂蜜

【制法】把新鲜的雪梨去皮、去核，切戒大小适中的块，放入炖盅，加入川贝粉、适量冰糖，加入水，隔水炖至梨软即可。

【服法】每次食用一盅即可。

小贴士

什么是咳嗽？

咳嗽是肺系疾病（也就是呼吸系统疾病）的常见症状。对于咳嗽，中医学还进行了细分，"有声无痰谓之咳，有痰无声谓之嗽"，就是说只有咳的声音但是嗓子里没痰就是咳，嗓子里有痰但是没有声音就是嗽。实际生活中，咳与嗽经常是一起出现的，所以就叫咳嗽。

【功效】滋阴润肺止咳。

【适用人群】一般人均可服用。

◎ **冰糖银耳炖燕窝**

【组成】银耳　燕窝　冰糖

【制法】先把银耳用凉水泡软，燕窝泡发，用温水浸泡洗净。先把燕窝单独放入炖盅里，炖熟备用。然后单独炖银耳至熟，加入冰糖、已炖熟的燕窝，再炖 10 分钟即可。

【服法】依个人食量服用。

【功效】滋阴润肺。

【适用人群】一般人均可服用。

专家提示　燕窝属于贵重食材，需单独炖，可 1 次炖好分次食用。

二、外感咳嗽

所谓"外感咳嗽"，就是因为感冒而引起的咳嗽，由于引起感冒的邪气是外来的，如风寒、风热、风燥等，所以叫外感。因为外邪侵袭肺系，使得肺气不能正常下降，反而向上，所以形成了咳嗽。治疗的时候主要以祛邪为主，邪气去除了，肺气恢复了正常的宣发肃降功能，肺自然安了，人也就不咳嗽了。

◎ **紫苏子粥**

【组成】紫苏子 20 克　粳米 100 克　适量白糖

【制法】把紫苏子捣碎，加水煎煮，取汁去渣；把粳米加入紫苏子煮成的汁里熬煮；煮熟后加入适量白糖调味。

【用法】作为食物，温服。

【功效】宣肺散寒，止咳化痰。

【适用人群】受凉感冒后，出现咳嗽的人群。表现是咳嗽，咳痰色白而稀，常伴有流清鼻涕、头痛、浑身酸痛等症状。

专家提示 如果感冒症状较重，怕冷，头痛，流清鼻涕，可以再加入 10 克苏叶。

◎ 芥菜生姜汤

【组成】鲜芥菜　生姜

【制法】把芥菜洗净、切碎，放入锅里，加适量水，开锅后用小火炖煮，炖煮 10 分钟后，放入生姜片，再炖煮 5 分钟即可，加入适量盐和胡椒。

【服法】喝汤吃芥菜。

【功效】疏风散寒，宣肺止咳。

【适用人群】受凉感冒后，出现咳嗽的人群。咳嗽，咳痰色白而稀，常伴有流清鼻涕、头痛、浑身酸痛、怕冷等症状。

◎ 杏仁白果粥

【组成】杏仁 20 克　白果 20 克　粳米 100 克

【制法】把杏仁、白果和粳米放入水里，同煮，煮至粳米软烂后即可。

【服法】直接作饭食用。

【功效】宣肺散寒止咳。

【适用人群】受凉感冒后，出现咳嗽的人群。咳嗽，嗓子痒，咳痰色白而稀，常伴有流清鼻涕、头痛、浑身酸痛、怕冷等症状。

专家提示 以上 3 个小方子用于治疗偏于寒性的咳嗽，紫苏子粥和杏仁白果粥止咳化痰的作用强一点，芥菜生姜汤治疗风寒的作用强一些，大家可以根据具体情况结合使用。

◎ 三果汁

【组成】雪梨　莲藕　白果

【制法】把雪梨、莲藕榨汁，白果放入水里熬煮，待白果软烂后，加入榨好的梨汁和莲藕汁，放温即可服用。

【服法】直接喝汁吃白果。

【功效】止咳化痰。

【适用人群】感冒后出现咳嗽，嗓子痒，嗓子疼，口干口渴，咳痰色白或黄，痰或黏稠或稀薄，或伴有流鼻涕。

◎ 银花薄荷饮

【组成】金银花 15 克　薄荷 6 克　蜂蜜或冰糖适量

【制法】把金银花放入水里煎煮，水开后 10 分钟放入薄荷，再煮 3 ~ 5 分钟，倒出汁水，调入蜂蜜或冰糖，即可服用。

【服法】代茶饮。

【功效】疏风清热止咳。

【适用人群】感冒后出现咳嗽，嗓子痒，嗓子疼，口渴，咳痰色黄黏稠，或伴有流黄鼻涕。

专家提示　这个方子清热的作用较强，止咳化痰的作用较弱，如果咳嗽较重，可以再加入 10 克杏仁。

◎ 桑菊杏茅饮

【组成】霜桑叶 6 克　菊花 10 克　杏仁 9 克　白茅根 15 克　薄荷 6 克

【制法】用沸水冲泡上述药物，盖盖焖 10 分钟，即可服用。可加入适量冰糖或蜂蜜调味。

【服法】代茶饮。

【功效】疏风清热，止咳化痰。

【适用人群】感冒后，出现咳嗽，嗓子痒，嗓子疼，口渴，咳痰色白或黄，痰或黏稠或稀薄，或伴有流鼻涕的人。

◎ 猪肺鱼腥草汤

【组成】猪肺 200 ~ 250 克　新鲜鱼腥草 60 克

【制法】把猪肺洗干净、切块，和鱼腥草一块放入煲里，加入适量清水煲汤，加入少许食盐、花椒粉调味，汤煮好后即可食用。

【服法】喝汤吃猪肺。

【功效】疏风清热，止咳化痰。

【适用人群】感冒后，出现咳嗽，嗓子痒，嗓子疼，口渴，咳痰色黄，痰黏稠，或伴有流鼻涕的人。

专家提示 以上4个小方子用于治疗偏于热性的咳嗽，三果汁和桑菊杏茅饮止咳化痰的作用强一点，银花薄荷饮和猪肺鱼腥草汤清热解毒、治疗风热的作用强一些，大家可以根据具体情况结合使用。

三、内伤咳嗽

内伤咳嗽，中医讲就是因为人体内部五脏六腑的功能失调而引起的咳嗽。咳嗽这个病，发病的部位在肺，这个谁都知道。但是中医学认为，人体五脏肝、心、脾、肺、肾是一个整体，如果其中的一脏有病，可以互相影响，使得其他脏腑也生病。比如脾脏有病，可以影响肺脏，使得肺失宣降，而产生咳嗽。所以导致咳嗽的本来脏腑并不是只有肺，原则上讲，五脏六腑都可以引起咳嗽，这就是中医理论的独特之处。

◎ **甘蔗山药糕**

【组成】鲜山药200～250克　新鲜甘蔗100～150克

【制法】鲜山药捣烂，新鲜甘蔗榨汁，把甘蔗汁和山药泥和匀，放锅里蒸熟即可。

【服法】直接食用。

【功效】健脾润肺，止咳化痰。

【适用人群】咳嗽很长时间不好的人，或者干咳、有痰的人，平时消化不好、大便稀的人尤其适用。

专家提示 山药、甘蔗都有润肺补脾的作用，这个方子用于治疗肺脾气虚的咳嗽。肺脾气虚的人，经常容易感冒，消化不好，食欲差，腹胀，大便稀，咳嗽不容易好，痰少或没有，气短乏力。

◎ 玉竹沙参老鸭煲

【组成】鸭子 1 只　玉竹 50 克　沙参 75 克　葱　生姜　料酒　食盐适量

【制法】把鸭子洗净、切块，放入锅里，加水煮沸，反复撇去浮沫，把鸭肉捞出，和玉竹、沙参、葱、生姜一起放入砂锅里，加入料酒拌匀，加入适量水，用大火煮开后改用小火炖，炖至鸭肉熟烂，加入适量盐调味即可。

【服法】吃鸭肉喝鸭汤。

【功效】养阴清热，润肺止咳。

【适用人群】咳嗽很长时间不好的人，或者干咳、有痰的人，平时体质虚弱的人尤其适用。

专家提示　玉竹、沙参是常用的润肺养阴药，这个方子用于治疗肺阴虚的咳嗽。肺阴虚的人，经常觉得身体发热，干咳痰少或者没痰，口干，咽干，大便干燥。

◎ 乌梅百合粥

【组成】乌梅 20 克　百合 50 克　粳米 100 克　冰糖

【制法】用乌梅煮水，然后把乌梅捞出，用乌梅汁和百合、粳米一起，加入适量水，煮粥，粥熟后加入适量冰糖调味即可。

【服法】直接食用。

【功效】养阴润燥，敛肺止咳。

【适用人群】咳嗽很长时间不好的人，或者干咳、少痰的人。

专家提示　这个方子和玉竹沙参老鸭煲类似，都用于治疗肺阴虚的咳嗽。由于乌梅是酸味的，具有收敛肺气的作用，所以这个方子用来治疗咳嗽长期不好的人最合适。

◎ 萝卜糖

【组成】萝卜一块　川贝粉 3 克　冰糖

【制法】把萝卜挖一个洞，放入川贝粉和冰糖，放入锅里隔水蒸，蒸熟即可。

【服法】直接食用。

【功效】清热化痰止咳。

【适用人群】咳嗽长期不好的人。

专家提示 这个方子用于治疗痰热导致的咳嗽。痰热导致的咳嗽一般痰多而且黏，颜色黄，不太容易咳出来。

◎ 冬花桑皮汤

【组成】炙款冬花 10 克　桑白皮 6 克　甘草 6 克

【制法】炙款冬花、桑白皮、甘草加适量水煎煮，水开后煮 15 分钟即可。

【服法】每天喝 3 次，每次 100 ～ 150 毫升即可。

【功效】清热化痰止咳。

【适用人群】咳嗽长期不好的人。

专家提示 这个方子用于治疗痰热导致的咳嗽。炙款冬花作用是润肺止咳，桑白皮可以清肺热，这个方子的作用要比萝卜糖强。

◎ 雪梨川贝蒸冰糖

【组成】雪梨 1 个　川贝粉 3 克　冰糖适量

【制法】把雪梨削去皮，挖空心，放入川贝粉、冰糖隔水蒸熟即可。

【用法】吃梨喝汤。

【功效】润肺止咳。

【适用人群】咳嗽长期不好的人，或者干咳无痰或少痰的人。

专家提示 冬虫夏草具有补益肺肾的功效，对久咳有较好的疗效，但比较昂贵，假药也多，如果经济条件允许，经常爱咳嗽的人（尤其是老人和体质虚弱的人）也可以尝试用冬虫夏草，煲汤或蒸食都可以。

小贴士

怎样区分内伤咳嗽和外感咳嗽？

一般来说，内伤咳嗽和外感咳嗽还是比较好区分的，内伤咳嗽的病程（也就是咳嗽的时间）比较长；而外感咳嗽一般病程较短，出现咳嗽很快，往往伴有感冒的症状。内伤咳嗽可由外感咳嗽转化而来。

第四节 支气管炎

现代城市里，各种污染越来越严重，汽车尾气，工业废气，建筑扬尘，燃煤粉尘……空气质量越来越糟，于是越来越多的人患上了支气管炎这种病，有些人很长时间没治好或者治疗不及时，由急性支气管炎变成了慢性支气管炎，每年秋冬季都会发病，非常影响健康。在这里我们介绍一些简单实用的小方法，急性支气管炎患者用了以后，能早日康复；慢性支气管炎患者用了以后，秋冬季节来临时支气管炎也可以不再复发。

小贴士

什么是过敏性支气管炎？

过敏性支气管炎，是指气管、支气管黏膜及其周围组织的特异性炎症病症，吸烟、受凉、吸入粉尘、机体过敏、气候变化、大气污染等因素都能成为致病原。

◎ 过敏煎

【组成】银柴胡 10 克　乌梅 10 克　五味子 10 克　防风 10 克
　　　　生甘草 6 克

【制法】把上述药物加入适量水浸泡半小时～1 小时，煎煮，水开后 10 分钟倒出一半药汁，继续煎煮 15 分钟后全部倒出。

【用法】每天喝 3 次，每次 100～150 毫升。

【功效】敛肺止咳。

【适用人群】因过敏引起的支气管炎患者。

专家提示　过敏性支气管炎患者要尽量找出过敏原，远离过敏原。平时注意锻炼身体，增强体质，远离过敏。

第五节　哮喘

在现代社会，哮喘是一种常见病、多发病，全世界大约有 3 亿人得这个病，而且患者数量仍在增加，每年死于这个病的人数大约为 25 万，我国的哮喘患者应该超过 2 千万人。哮喘不仅严重危害患者的身体健康，而且给患者本人、家庭和社会带来沉重的经济负担。不管男人还是女人，无论老人还是小孩,都有可能患上哮喘。哮喘发作的时候,怎么样尽快缓解？平时哮喘患者又应该怎么调养自己呢？这里介绍一些简单的小方子，供大家参考。

一、哮喘发作期

◎ 芦根竹茹汤

【组成】鲜芦根 150 克　竹茹 20 克　生姜 2 片

【制法】把鲜芦根洗净切断，和竹茹、生姜一起放到锅里，加水煎煮，水开后 20 分钟倒出汤汁即可。

【用法】温服，每天煎 1 次，每天喝 1 次。

【功效】清热化痰，除烦止咳。

【适用人群】哮喘急性发作期的患者，嗓子里有痰，痰黄，量多，比较黏稠，不容易咳出来。

◎ 哮喘验方

【组成】五味子 100 克　鸡蛋 7 个

【制法】先把五味子用水煮，等到煮烂后放到罐子里，同时把鸡蛋放入罐里，密封罐口，40 天后，取出鸡蛋即可。

【用法】每天生吃 1 个鸡蛋，用白开水冲服。

【功效】祛寒、止咳、平喘。

【适用人群】哮喘患者发作时，痰颜色是白色的，比较稀，甚至象泡沫一样。

专家提示　对蛋白质过敏的人不能用这个方子。

◎ 杏仁紫苏粥

【组成】杏仁 15 克　紫苏叶 15 克　粳米 100 克

小贴士

什么是哮喘?

哮喘，中医叫哮病，指的是因感受外邪，或饮食不合适，或心情不好等，引动了藏在肺中的痰，使得痰阻塞气管，使肺气不能宣降，而引发的一种呼吸系统的疾病。哮喘发作时一般有大喘气、气急、胸闷或咳嗽等症状。

【制法】把粳米放入锅里，加水煮粥，等到快煮好时，加入杏仁和紫苏叶，稍煮一会儿即可。

【用法】直接食用，温热时吃，不要等粥凉了。

【功效】疏风散寒，宣肺平喘。

【适用人群】哮喘患者发作时，痰颜色是白色的，比较稀。

专家提示　如果是过敏性哮喘，一定要远离过敏原；如果症状严重，一定要去医院治疗。

◎ **生姜橘皮粥**

【组成】生姜 5 片　新鲜橘子皮 1 个　粳米 100 克

【制法】把生姜切丝，橘皮洗净、切丝，把粳米、橘皮、姜丝放入锅里，加水煮粥，等到粳米熟烂即可。

【用法】直接食用，最好空腹吃。

【功效】温中散寒，理气平喘。

【适用人群】哮喘患者发作时，痰颜色是白色的，比较稀。

◎ **猪肺萝卜汤**

【组成】萝卜 200 克　猪肺 250 克　杏仁 10 克

【制法】把萝卜洗净切块，猪肺洗去血水后切块，把猪肺放入锅里加水煮开后撇去浮沫，把猪肺捞出，和萝卜一起放进砂锅，加入适量生姜、花椒，煮到猪肺熟烂，再加入杏仁，稍煮片刻即可。

【用法】直接食用，趁温热吃。

【功效】清热润肺，生津平喘。

【适用人群】哮喘患者发作时，痰颜色是黄色的，质地黏稠，比较多。

◎ **芦根粥**

【组成】鲜芦根 100～150 克　竹茹 15 克　粳米 100 克　生姜 3 片

超简单实用的　小偏方

【制法】把鲜芦根洗净、切断，和竹茹加水一起煮，取汁，放入粳米、少量水煮粥，等粥快熬好时，放入姜片，略煮一会儿即可。

【用法】早晚食用。

【功效】清热，宣肺，平喘。

【适用人群】哮喘患者发作时，痰颜色是黄色的，质地黏稠，比较多。

◎ 茯苓橘皮粥

【组成】茯苓 30 克　橘皮 15 克　粳米 100 克

【制法】把茯苓和橘皮洗净，放入粳米、适量水煮粥，熬好即可。

【用法】早晚食用。

【功效】健脾化痰，止咳平喘。

【适用人群】哮喘患者发作时，痰量多，痰色白或略黄。

◎ 茯苓薏苡仁橘皮粥

【组成】茯苓 15 克　薏苡仁 50 克　橘皮 15 克　粳米 100 克

【制法】把茯苓、薏苡仁、橘皮洗净，放入粳米，加适量水煮粥，熬好即可。

【用法】早晚食用。

【功效】健脾化湿，除痰平喘。

【适用人群】哮喘患者发作时，痰量多，痰色白或略黄。

◎ 橘皮水

【组成】橘皮（或柚子皮）15 克

【制法】把橘皮（或柚子皮）洗净，放入杯里，倒入热水，盖盖焖 10 分钟即可。

【用法】代茶饮。

【功效】化痰平喘。

【适用人群】哮喘患者发作时，痰量多，痰色白或略黄。

专家提示 平时痰多的人也可以服用茯苓橘皮粥、茯苓薏苡仁橘皮粥和橘皮水。

二、哮喘缓解期

小贴士

哮喘和脾有什么关系?

中医学认为,哮喘的发生和体内的痰有很大关系,痰是哮喘发生的主要原因。而痰的产生和脾有很大关系,中医讲"肺为储痰之器,脾为生痰之源",就是说人体的痰主要是脾生成的,肺只是用来储藏痰液的。因此,哮喘的发生和人体脾功能的好坏有很大的联系。所以,哮喘患者平时可多选用健脾的食物或药物来进行调理。

◎ 银杏粥

【组成】银杏 20 克　粳米 100 克

【制法】把银杏略炒,去壳,和粳米一起煮粥,粥煮好后可加入适量冰糖调味。

【用法】早晚服用。

【功效】补脾益肺,止咳平喘。

【适用人群】哮喘缓解期的患者。

◎ 太子参粥

【组成】太子参 30 克　粳米 100 克

【制法】把太子参和粳米一起煮粥,粥成可加入适量冰糖调味。

【用法】早晚服用。

【功效】补益肺脾,益气固表。

【适用人群】哮喘缓解期的患者。

◎ 冰糖炖燕窝

【组成】燕窝 3 克　冰糖 30 克

【制法】把燕窝洗净,放入锅里隔水炖好,备用;把冰糖放入锅里,加入适量水,小火煮沸至冰糖溶化,成冰糖液。用一个干净容器,加入冰糖液和燕窝,煮沸即可。

【用法】每天 1 次,每次服燕窝 3 克。

超简单实用的 小偏方

【功效】补脾益气，滋阴润燥。

【适用人群】哮喘缓解期的患者，平时身体虚弱的人尤其适用。

◎ 芡实核桃粥

【组成】芡实 30 克　核桃仁 30 克　大枣 10 个　粳米 100 克

【制法】把芡实、核桃仁、大枣、粳米一起放到锅里，加入适量水煮粥，粥成即可。

【用法】每天早晚服用。

【功效】补肾纳气平喘。

【适用人群】哮喘缓解期的患者，尤其适用于患哮喘时间很长的人。

◎ 四仁粥

【组成】银杏 30 克　核桃仁 30 克　甜杏仁 30 克　花生仁 30 克　粳米 100 克

【制法】把银杏、核桃仁、甜杏仁、花生仁、粳米一起放到锅里，加入适量水煮粥，粥成即可。

【用法】每天早晚服用。

【功效】补肾纳气，止咳平喘。

【适用人群】哮喘缓解期的患者，尤其适用于患哮喘时间很长的人。

◎ 人参核桃饮

【组成】人参 10 克　核桃 5 个　生姜 5 片

【制法】把人参切成薄片，核桃肉洗干净，把人参、核桃肉、生姜放进锅里，加入适量清水，用大火煮开后改用小火煮 20 分钟即可

【用法】早、中、晚各服用 1 次，1 次 100 毫升。

【功效】补肺益肾，平喘止哮。

【适用人群】哮喘缓解期患者。

小贴士

哮喘和肾有什么关系？

中医学认为，肾主纳气。"肺为气之主，肾为气之根"。就是说，虽然平时我们看到的是肺在管人体的呼吸，但其实肾才是主管人体呼吸的根本。肺只负责把氧气吸入体内，还要靠肾让呼吸达到一定的深度，如果肾的功能失调，呼吸深度不够，就容易发生哮喘。

◎ 冰糖炖蛤蚧

【组成】蛤蚧 5 ~ 6 克　适量冰糖

【制法】把蛤蚧和冰糖一起炖服即可。

【用法】每天 1 次。

【功效】补益肺肾，纳气平喘。

【适用人群】哮喘缓解期的患者，尤其适用于患哮喘时间很长的人。

第六节　慢性胃炎

胃肠是人体最重要的消化器官，是营养吸收的核心，是人体的"加油站"。不过，随着生活压力的增大，人们饮食结构、生活习惯的改变，胃炎的发病率逐年升高。据统计，我国胃肠疾病发病率约占人口的 10% ~ 12%，并随着年龄的增加病情不断恶化。如果您经常出现不想吃饭，消化不良，或感到胃胀胃堵，甚至胃痛，除了及时去医院诊断治疗外，就应该根据具体情况适当选用一些药物，及时调理了。请关爱一下您劳累的胃吧。

超简单实用的 小偏方

小贴士

什么是实证的胃炎？

实证的胃炎一般都具有以下特点：胃部疼痛、胀痛，不喜欢被按着，按着疼痛会加重，胃部灼热烧痛、有种类似饥饿和疼痛但不完全一样的感觉，容易反酸，打嗝，想吃凉的等。平时也怕热，容易上火、牙痛。

一、实　证

◎ 健胃药茶

【组成】徐长卿 4 克　麦冬　青橘叶　白芍各 3 克

【制法】沸水冲泡，盖盖焖 10 分钟，即可。

【用法】代茶饮。

【功效】健胃消食。

【适用人群】平时容易消化不良、胃胀的人。

专家提示　有胃炎的人一定要注意饮食规律，三餐定时定量，不要暴饮暴食，少吃或不吃辛辣、油炸、高盐、高糖食物，避免吃含各种添加剂、防腐剂的包装食品、方便食品，多吃新鲜蔬菜水果，保证全面均衡的营养摄入。

◎ 玫瑰甘草茶

【组成】生甘草 2 克　绿茶　玫瑰花各 1.5 克

【制法】沸水冲泡，盖盖焖 5 分钟，即可。

【用法】代茶饮。

【功效】疏肝解郁，健胃消食。

【适用人群】平时生气后容易消化不良的人。

专家提示　绿茶是去胃火的，还有一种小黄菊，可代替绿茶，也能起到去胃火的作用。如果胃胀比较重，还可以加上茉莉花、代代花、白梅花等。不喜欢水淡无味，也可多喝舒缓茶饮，例如薄荷、德国甘菊花、柠檬草等花草茶，都对调理胃病有好处。

◎ 沙参玉竹饮

【组成】麦冬　北沙参　玉竹　天花粉各 9 克

【制法】沸水冲泡，盖盖焖 10 分钟即可。

【用法】代茶饮。

【功效】疏肝清热，健胃养阴。

【适用人群】胃热阴虚型胃炎的患者。

专家提示　胃热阴虚型的胃炎患者，平时饮食要注意少吃辛辣刺激性的食物，如辣椒、胡椒、花椒、葱、姜、蒜、芥末、咖喱、洋葱、咖啡等。

◎ 生姜橘皮煎

【组成】生姜　橘皮各 20 克

小贴士

胃炎患者要注意睡眠哦！

睡眠不好会造成身体过度使用，人体疲劳加剧，容易上火，日夜颠倒更是大忌。经常从事脑力工作的人，血液容易集中在头部，导致虽然疲劳却睡不着，这时可以泡脚让血液往下走，提高睡眠质量。

小贴士

什么是胃热阴虚型胃炎？

一般是由于平时吃太多辛辣的食物，导致胃火过旺，耗伤胃阴而引起的。常见胃部灼痛、烧心、口干口苦、干呕、大便干燥、心烦易怒、舌红苔黄等表现。

【制法】沸水冲泡，盖盖焖 10 分钟即可。

【用法】代茶饮。

【功效】疏肝养胃。

【适用人群】肝胃气滞型胃炎的患者。

专家提示 肝胃气滞型的胃炎患者，平时一定注意保持心情愉快，不要生气哦。这个方子偏温，如果经常爱发脾气、烧心反酸的患者，可以加上少量蒲公英、菊花，也可以把橘皮换成等量的佛手或者香橼或者 10 克的玫瑰花、代代花、白梅花，都有不错的效果。

◎ 薏仁山药煎

【组成】薏苡仁　山药　白扁豆各 30 克　佛手柑 9 克

【制法】以上 4 味药，放入锅里，水开后煮 15 分钟，倒出一部分后再煮 20 分钟，全部倒出即可。

【用法】每天 1 剂，分 2 ~ 3 次服。连服 7 ~ 10 天。

【功效】健脾清热化湿。

【适用人群】湿热型胃炎的患者。

专家提示 经常喝酒的人，也可以每月服用几天本方，祛除体内的湿热。或者用枳椇子 9 ~ 15 克，泡水代茶喝。

小贴士

什么是肝胃气滞型胃炎？

这种类型的胃炎有个显著的特征就是遇到生气或者心情不舒畅的时候，胃部的胀痛、消化不良等症状会加重，甚至会吃不下饭。平时胃部疼痛会连及两侧胁肋部，以胀痛为主，痛处不固定。

小贴士

什么是湿热型胃炎？

这种类型的胃炎主要是由于平时吃的食物中蛋白、脂肪和热量过高，或者经常喝酒、吃辛辣食物而引起的。可以见到胃部胀满疼痛，灼热感，口干口苦，小便色黄，大便不畅，舌质红，舌体胖边有牙印，苔黄腻。

二、虚　证

◎ 木瓜姜汤

【组成】生姜 30 克　木瓜 500 克　米醋 300 毫升

【制法】把上述几味一起放到锅里，加水煮汤。

【用法】分 2 ~ 3 次喝完，2 ~ 3 天 1 剂，可经常服用。

【功效】健脾益气，温中和胃。

【适用人群】慢性胃炎属脾胃虚寒型的患者，有胃部隐痛、喜暖喜按、食欲减退、饭后饱胀、神疲乏力等症。

◎ 生姜大枣汤

【组成】生姜 120 克　大枣 500 克

【制法】把生姜洗净切片，和大枣一起煮熟。

【用法】每天吃 3 次，每次吃大枣十几个，姜 1 ~ 2 片，吃时用原汤炖热，饭前饭后吃都可以。几次之后煮枣汤更甜，服后效果更好。

【功效】健脾益气，温中和胃。

【适用人群】慢性胃炎属脾胃虚寒型的患者。

专家提示　"医圣"张仲景善用生姜、大枣补胃气、和中，助药物吸收。《伤寒论》中几乎每个方子里都有这两个药。

◎ 茴香黄羊汤

【组成】小茴香　生姜各 10 克　桂皮 5 克　黄羊肉 500 克　精盐　调料各适量

【制法】先把黄羊肉洗净，切成小块；生姜切片备用。把黄羊肉、姜片、小茴香、桂皮、盐、调料一起放到砂锅里，加水适量，炖 50 分钟，肉熟即可。

【用法】吃肉喝汤。可隔日服用，连服 10 天。

【功效】补中益气，散寒止痛。

【适用人群】胃炎属脾胃虚寒的患者，出现胃和腹部隐痛、大便稀、消化不良、身体疲倦、手脚发凉等症。

小贴士

什么是虚证的胃炎？

虚证的胃炎是和实证胃炎截然不同的，这种类型的胃痛一般是胃部隐隐作痛，喜欢被按着，按着后疼痛会缓解，喜欢热水，喝热水后，疼痛也会缓解一点。平时手脚偏凉，容易疲劳等。

专家提示 越是想身体好，越要注意保养脾胃。中医讲"脾胃为后天之本"，脾胃功能好的人，不仅抵抗力强，不容易得病，而且可以健康长寿。

◎ **栗子竹丝鸡汤**

【组成】竹丝鸡 1 只（约 500 克） 鲜栗子 250 克 党参 30 克 生姜 4 片

【制法】把竹丝鸡活宰，去毛、内脏，洗净，切成块；党参、生姜洗净；鲜栗子去壳，用沸水焯过，去衣。把鸡块、党参、生姜一起放到锅里，加清水适量，大火煮沸后，小火煮 1 小时，然后下栗子再煮半小时，调味即可。

【用法】吃肉喝汤。可隔日服用。

【功效】补气健脾，开胃止泻。

【适用人群】慢性胃炎属脾胃气虚的患者。表现有身体疲倦、气短、食欲不振、脸色发黄、身体消瘦、大便稀等。

◎ **扁豆佛手粥**

【组成】扁豆 80 克 佛手 20 克 粳米 80 克

【制法】把佛手水煎取汁，加扁豆、粳米煮粥，粥成即可。

【用法】每天 1 次，连续吃 10 ~ 15 天。

【功效】舒肝理气，和中健脾。

【适用人群】脾胃虚寒兼气滞型慢性胃炎患者。表现胃部胀痛，怕冷喜温，手脚发凉，疲倦乏力，大便偏稀，容易生气等。

专家提示 佛手具有疏肝解郁、理气和中的作用，对虚寒兼气滞的慢性胃炎有很好的疗效。

◎ **荜茇粥**

【组成】荜茇 5 克 白胡椒粉 1 克 肉桂皮 3 克 粳米适量

【制法】用粳米煮粥，荜茇、白胡椒粉、肉桂皮三者为末，同煮令熟，去渣，兑入粥里即可。

【用法】每天 1 次，连续吃 7 ~ 10 天。

【功效】温中散寒，理气止痛。

【适用人群】适用于脾胃虚寒型慢性胃炎患者。

专家提示 荜茇、白胡椒气味辛热，肉桂能温中补肾阳，散寒止痛、引火归元以治本。对虚寒型慢性胃炎有很好的疗效。

第七节 肠 炎

胃肠（就是中医说的"脾胃"功能）是人体最重要的消化器官，是人营养吸收的核心，是人体的"加油站"。不过，随着生活压力的增大，饮食结构、生活习惯的改变，肠炎的发病率逐年升高。据统计，我国胃肠疾病发病率约占人口的 10% ～ 12%，并随着年龄的增加病情不断恶化。其实不光是患有胃炎的人，一些平时常有腹胀、腹泻的人，也要多注意。很多时候无明显原因的腹胀往往是胃肠功能低下的信号，应适当选用一些药物，及时调理。

一、急性肠炎

◎ 车前草粥

【组成】车前草 20 克　茯苓 15 克　粳米 50 克

【制法】先把车前草、茯苓加水煎煮，去渣取汁，再放入粳米同煮，至粥成即可。

【用法】每天早晚各 1 次。

【功效】清热利湿止泻。

【适用人群】腹痛、腹泻，大便黄臭，肛门灼热，小便偏黄，口干口苦，心烦的人。

专家提示 服用本方时，饮食宜清淡、好消化，可以多吃冬瓜、苦瓜等。

> **小贴士**
>
> **为什么会得急性肠炎?**
>
> 急性肠炎一般是由于饮食不当、进食发酵分解或腐败污染的食物所致肠道的急性炎症。由于微生物对肠黏膜的侵袭和刺激使胃肠道的分泌、消化、吸收和运动等功能障碍，最终导致粪便稀薄、排便次数增加。多发于夏秋季节。

◎ 车前扁豆薏仁粥

【组成】车前草 15 克　淡竹叶　干荷叶各 9 克　白扁豆　薏苡仁各 30 克　粳米 60 克

【制法】先把车前草、淡竹叶、干荷叶加水煮，去渣滤汁，然后把白扁豆、粳米加水适量煮成粥，加入药汁一起煮成稀粥食用。

【用法】每天早晚各 1 次。

【功效】清热利湿，健脾止泻。

【适用人群】腹痛、腹泻，大便黄臭，肛门灼热，小便偏黄、量少，口干口苦，心烦的人。

专家提示　这两个方子都可以用来治疗湿热导致的急性肠炎，车前扁豆薏仁粥的力量要更强一些，健脾利湿的作用也比车前草粥大，夏天湿气重，天气热，脾胃不好的人容易拉肚子，这个方子可以经常服用。

小贴士

怎样预防急性肠炎？

食品和饮水卫生是预防急性肠炎的首要措施，尤其是要食用经过严格检验检疫的乳制品、蛋、禽、肉类。不吃病死的禽畜肉，不吃腐败和不新鲜的海产品。隔餐食物要充分加热。

◎ 干姜红枣粥

【组成】干姜 5 克　红枣 5 ~ 10 个　粳米 60 克

【制法】先把干姜加水煎煮，去渣取汁，放入红枣、粳米一起煮粥，粥成即可。

【用法】每天 1 次，早晚服用。

【功效】散寒祛湿止泻。

【适用人群】腹泻、大便清稀、遇寒腹泻加重，腹痛肠鸣，食欲不好。

专家提示　服用本方时，应该吃温热富有营养、易消化的食物，比如鱼汤、羊肉汤等。

◎ 神曲茯苓粥

【组成】神曲 15 克　茯苓 20 克　粳米 60 克

【制法】先把神曲捣碎，和茯苓、粳米一起煮粥，粥成即可。

【用法】每天 1 次，连服 3 ～ 5 天。

【功效】消食导滞止泻。

【适用人群】因饮食不恰当，伤食而引起的肠炎。

◎ 茶茗粥

【组成】陈茶叶 10 克　茯苓 10 克　粳米 60 克

【制法】先用开水冲泡陈茶叶取汁。和茯苓、粳米一起煮粥，
　　　　粥成即可。

【用法】每天 1 次，连服 3 ～ 5 天。

【功效】消食导滞止泻。

【适用人群】因饮食不恰当，伤食而引起的肠炎。

专家提示　陈茶叶可以消食健胃，茯苓健脾祛湿，一起煮粥对因饮食积滞引起的腹泻、肠炎具有很好的效果。

二、慢性肠炎

◎ 黄芪薏米粥

【组成】大米 100 克　黄芪 30 克　薏苡仁 30 克

【制法】先把黄芪洗净，大米、薏苡仁淘洗干净。把大米、黄芪、
　　　　薏苡仁放入锅里，加水适量煮粥，粥成即可。

【用法】每天早晚各吃 1 次。

【功效】补气健脾，利湿止泄。

【适用人群】脾虚型慢性肠炎患者，平时食欲不好、气短乏力、
　　　　　　腹泻、大便稀。

专家提示　慢性肠炎患者多半身体虚弱、抵抗力差，因此更要

小贴士

急性肠炎的饮食注意

饮食宜细嚼慢咽，减少粗糙食物对胃黏膜的刺激；饮食宜有节律，切忌暴饮暴食、吃饭不定时；饮食宜清淡，少吃油腻、辛辣食物，少喝酒和浓茶；饮食宜细，多吃较精细易消化、富有营养的食物；最后，要注意饮食卫生。

小贴士

为什么会得慢性肠炎？

一般来说，慢性肠炎主要包括慢性溃疡性结肠炎、过敏性结肠炎、急性肠炎未彻底治愈而演变成的慢性肠炎等。主要症状有腹部胀痛、大便稀并带有黏液，有的甚至带有少量脓血，排便次数增多，每天2～3次或更多。

注意饮食卫生，不要吃生冷、坚硬难消化和过期变质食物，不喝酒，不吃辛辣刺激性强的调味品；苹果含有鞣酸和果酸成分，有收敛止泻作用，慢性肠炎患者可经常食用。

◎ 大枣健脾粥

【组成】大枣 50 克　山药　莲子各 30 克　白扁豆 20 克　白砂糖适量

【制法】以上各味加水煎煮至烂熟，放入白砂糖调化即可。

【用法】每天早晚温热服用。

【功效】健脾补肾，补气养阴，收敛止泻。

【适用人群】脾虚久泻、消化不良、四肢乏力的人。

专家提示　大枣、山药、莲子、白扁豆都有健脾的作用，大枣专补脾气，白扁豆专治脾虚生湿的腹泻，山药既补气又补阴，既补脾又补肾，莲子补脾肾同时还有"涩肠"的作用，就是能够治疗长时间腹泻不好的毛病，所以这个方子十分全面，味道也不错，有慢性肠炎的朋友，试试吧？

◎ 人参粥

【组成】人参 10 克　粳米 100 克　冰糖适量

【制法】把粳米洗净，加水至 1000 毫升，小火煮至烂熟后，加入人参粉和冰糖搅匀，再煮 2、3 沸即可。

【用法】每天 1 次，温热服用。

【功效】补五脏，益元气，健脾止泻。

【适用人群】脾胃虚弱的人，消化不好，大便经常偏稀，或饭后则便，便下未消化食物。

专家提示　慢性肠炎常反复发作，病情时轻时重，由于病程较长，营养丢失较多，对患者身体消耗较大，严重时由于失水、失盐可以引起虚脱，所以一定要注意补充水和盐分。

◎ 金樱子莲芡粥

【组成】金樱子 12 克　炮姜　肉豆蔻各 6 克　五味子 3 克　莲子　芡实　山药各 15 克　粳米 50 克

【制法】先把金樱子、炮姜、肉豆蔻、五味子加水煎，滤汁去渣，然后加入莲子、芡实、山药、粳米和水适量，一起煮成粥。

【用法】每天早晚分 2 次，温热服用。

【功效】温补脾肾，固肠止泻。

【适用人群】晨起腹泻，腹部怕冷，四肢偏凉，腰腿酸软无力的人。

专家提示　排气、肠鸣过强时，应少吃蔗糖和易产气发酵的食物，如土豆、红薯、白萝卜、南瓜、牛奶、黄豆等。

◎ 豆蔻当归煨乌鸡

【组成】豆蔻　当归各 10 克　葱白　生姜　盐适量　乌鸡 1 只

【制法】先把乌鸡洗净，除去内脏。把豆蔻、当归、葱白、生姜放入乌鸡肚子里，一起放入砂锅里，加清水炖熟烂，加适量盐、味精调味。

【用法】吃肉喝汤。

【功效】固涩止泻，调补气血。

【适用人群】长期脾虚拉肚子导致的贫血、四肢无力、头晕的患者。

专家提示　慢性肠炎长期不治或者治疗不正确，可导致营养不良，甚至引起营养不良性贫血，对健康影响很大，尤其是对女性。所以得了慢性肠炎，除针对病因积极治疗外，还要安排好饮食，这个方子不妨试试看。

◎ 荔枝粥

【组成】干荔枝 5 个　粳米 100 克

【制法】干荔枝去壳和粳米一起煮成粥，粥成即可。

【用法】每晚食用 1 次，温热服用，连吃 5 天。

【功效】温阳益气，生津养血。

【适用人群】晨起腹泻，腹部怕冷，四肢偏凉，腰腿酸软无力的患者。

专家提示 慢性肠炎患者不要吃油炸、生冷和多纤维食物。可选择容易消化的细挂面、烩面片、馄饨、嫩菜叶、鱼、虾、蛋等，以使肠道得到休息。

第八节 痢 疾

痢疾是一种夏秋季常见的肠道传染病，以大便次数增多、腹痛、里急后重、痢下赤白黏冻为主要表现。最常见的是细菌性痢疾，顾名思义就是由细菌引起的痢疾。一般多由痢疾杆菌引起，饮食在痢疾杆菌的传播中发挥了很大的作用，因此要预防细菌性痢疾就要在饮食方面多加注意，下面就介绍一些调治痢疾的小方子。

小贴士

痢疾病人喝什么？
痢疾病人每天应给予大量含维生素C的饮料如鲜桔汁、西红柿汁等。有条件的给予强化维生素C的果汁（即在果汁中加入维生素C片剂的饮料）则更为理想。

◎ 凤尾草汁

【组成】凤尾草 30 ~ 40 克　冰糖 5 ~ 10 克

【制法】把凤尾草洗净后放入锅里，加水 250 毫升煎煮，煎至100 毫升左右滤出，加入冰糖调味即可。

【用法】每天 1 剂，分 3 次服用。

【功效】清热解毒止泻。

【适用人群】慢性痢疾、细菌性痢疾患者。

◎ 马齿苋汁

【组成】马齿苋 100 ~ 150 克

【制法】把马齿苋洗净后放入锅里，再往锅里倒入适量的清水煎煮，沸腾后去渣取汁即可。

【用法】每天 1 剂，分 2 次服用。

【功效】清热解毒，凉血止痢。

【适用人群】慢性痢疾、细菌性痢疾患者。

◎ 姜红茶

【组成】白糖 500 克　鲜生姜汁 200 克　红茶 200 克

【制法】把红茶放入锅里，加适量清水煎煮，每 20 分钟 1 次滤取茶叶水，然后续水再煮，一共煮取茶叶水 3 次。把 3 次煮取所得的茶叶水合并，开小火浓熬，熬到快干时加入准备好的鲜生姜汁，继续加热，直到锅里汁水呈黏稠状熄火，放温，撒入白糖，搅拌均匀后晒干压碎，装瓶备用。

【用法】每次服用时，用药匙舀取 10 克，以沸水冲服，每天服用 3 次。

【功效】温中暖胃止痢。

【适用人群】慢性痢疾、细菌性痢疾患者。

专家提示　凤尾草和马齿苋都是偏凉的中药，治疗湿热型的痢疾；姜红茶是偏温的方子，治疗寒湿、气虚、阳虚型的痢疾，这类痢疾往往病程比较长，患者身体比较虚弱，平常就怕冷、食欲差、大便偏稀，得了痢疾后大便以白色黏液为主，精神差。

◎ 银蒜茶

【组成】茶叶 1200 克　紫皮大蒜 1000 克　银花 320 克　生甘草 120 克　白糖适量

【制法】先把大蒜去皮洗净，切碎，并掺入少许凉白开，用干净的纱布包裹后挤汁。再把茶叶倒入暖壶里，冲入 2000 毫升的沸水，浸泡 30 分钟后过滤取汁。把银花、生甘草一起放入瓦罐里，加清水 1600 毫升浸泡，然后开小火浓煎至 800 毫升。最后把大蒜汁、茶叶汁、银花甘草汁混合在一起，再调入白糖，倒入开水，配成 4000 毫升的汤汁，装瓶即可。

【用法】每次服用时倒出 20 毫升的汤汁饮用，每天饮用 3 次。

【功效】清热解毒止痢。

> **小贴士**
>
> **痢疾病人分阶段进食原则**
>
> 痢疾病人在发病初期只能进食清淡流食如浓米汤、淡果汁、面汤、热茶等解渴。排便次数减少后，可喝些肉汤（去油）、牛奶、豆浆、蛋花汤等流质饮食。以后可逐渐给以清淡、少油、少渣的半流质饮食，如大米粥、藕粉、面片等。

【适用人群】慢性痢疾、细菌性痢疾患者。

◎ 银花枳实茶

【组成】金银花 20 克　白头翁 20 克　枳实 25 克　厚朴 20 克

【制法】把上述 4 味药放入锅里进行煎煮，煮沸后取汁即可。

【用法】代茶频饮。

【功效】清热解毒，行气止痢。

【适用人群】慢性痢疾、细菌性痢疾患者。

专家提示　痢疾患者应禁忌食用酒类、咖啡、肥肉、冷茶、汽水、坚硬和多纤维的蔬菜（蔬菜食品）、水果（水果食品）等。

◎ 马齿苋槟榔茶

【组成】马齿苋 10 克　槟榔 10 克

【制法】把马齿苋、槟榔分别洗净，一起放到锅里，加适量清水煎煮，等到煮沸后取汁即可。

【用法】代茶频饮。

【功效】清热解毒，行气止痢。

【适用人群】慢性痢疾、细菌性痢疾患者。

◎ 石榴皮茶

【组成】石榴皮 15 克

【制法】把石榴皮洗净、切片，放入锅里煎煮，煮沸后取汁即可。

【用法】代茶频饮。

【功效】涩肠止痢。

【适用人群】慢性痢疾、细菌性痢疾患者。

专家提示　石榴皮味酸涩性温，刚得痢疾的人不能用，一定要是慢性痢疾、病程比较长的人才可以使用。

◎ 大蒜粥

【组成】粳米 100 克　紫皮大蒜 30 克

【制法】把大蒜去皮，放入锅里，加沸水煮 2 分钟后捞出。把淘洗干净的粳米放入大蒜水里，开火煮粥，煮到要沸腾时，再把大蒜放入粥里，继续煮到粥稠后即可。

【用法】每天吃 2 次，空腹热食最好。

【功效】杀菌止痢。

【适用人群】慢性痢疾、细菌性痢疾患者。

专家提示　大蒜辛温，有很强的杀菌作用，夏天经常吃些生大蒜，可以减少得胃肠炎、痢疾的机会。

◎ 鱼腥草粥

【组成】粳米 100 克　鱼腥草 50 克

【制法】把鱼腥草洗净，切成颗粒状，和粳米一起放入锅里，再倒入适量的清水，一起用大火煮至沸腾，接着转成小火，煮至米烂成粥即可。

【用法】早晚服用。

【功效】清热解毒止痢。

【适用人群】慢性痢疾、细菌性痢疾患者。

专家提示　痢疾患者腹泻如果完全停止，就可以增加蛋羹、鱼片、碎嫩瘦肉、菜泥等软食品。但即使患者食欲旺盛也只能采用少量多餐的进食方法，而且每餐食物的总量也不要过多，以利消化，避免吃的太多，伤害脾胃，导致痢疾复发，或者邪气停留，成为慢性痢疾。

◎ 马齿苋苦瓜粥

【组成】苦瓜 100 克　冰糖 100 克　粳米 60 克　马齿苋 15 克

【制法】把苦瓜洗净，去瓤，切成丁，马齿苋洗净、切成末。把粳米放入锅里，加水煮，煮到米粒开花后加入苦瓜丁、马齿苋末、冰糖，熬煮成粥即可。

【用法】早晚服用。

【功效】清热解毒止痢。

【适用人群】慢性痢疾、细菌性痢疾患者。

小贴士

痢疾病人的饮食原则

1. 在发热、腹痛、腹泻明显时，应禁食。

2. 当症状稍有减轻时，可进食清淡、营养丰富、易消化、脂肪少的流质饮食，如藕粉、米汤、果汁、菜汁，禁饮牛奶、豆浆和易产气的饮食，以保证肠道的充分休息，要补充水分和电解质。每天6餐，每餐200～250毫升。

3. 发热、腹泻症状好转后，可吃少渣无刺激性饮食，由少渣、少油半流食过渡到半流食、软食或普通饮食。

4. 可吃粥、面条、面片、小馄饨、豆腐、蒸蛋羹、小肉丸、鱼丸、烧鱼、菜泥等，每天可3餐或5餐，量不宜过多。

5. 要多喝水，改善脱水和毒血症，利于毒素的排泄。禁食煎炸食物、芹菜、韭菜、萝卜、咖啡、浓茶、酒类、刺激性调味品、生冷食物，等到肠道病变康复后再食用普通饮食。

第九节　胃、十二指肠溃疡

溃疡病多见于青壮年，男女之比是（3～4）：1，好发于胃和十二指肠球部，一般为单发性，也可以是多发性，胃和十二指肠溃疡同时存在时，则称复合性溃疡。特点是周期性、节律性的上腹痛，病程迁延，反复发作。现代人吃饭没规律，暴饮暴食，口味重，麻辣、香辣、酸辣……无辣不欢，久而久之，就会引起胃病。十二指肠是跟胃直接相连的器官，它们都有自我修复的功能，但如果这种功能被破坏的话，就会让胃、十二指肠的溃疡修复不了，不能自我愈合，希望患者朋友能够引起重视。同时呢，胃、十二指肠溃疡的发生和发展，也跟人的情绪、心态、压力等密切相关。俗话说胃病"三分治七分养"，在这里介绍一些简单的方法，养养我们的胃。

◎ 陈皮甘草茶

【组成】陈皮6克　生甘草12克　蜂蜜60毫升

【制法】先煎前2味药至200～400毫升，冲入蜂蜜即可。

【用法】每天1剂，分3次服用。

【功效】行气和胃。

【适用人群】胃、十二指肠溃疡患者。

专家提示　甜甜的蜂蜜味道真的不错，它含有葡萄糖、果糖、有机酸、酵母、多种维生素和微量元素等营养成分，能对胃黏膜的溃疡面起到保护作用。

◎ 枳实白术茶

【组成】枳实12克　白术12克　蜂蜜60毫升

【制法】先煎前2味药至200～400毫升，冲入蜂蜜即可。

【用法】每天1剂，分3次服用。

【功效】行气消食和胃。

【适用人群】胃、十二指肠溃疡患者。

◎ 平胃茶

【组成】苍术10克　厚朴10克　白术15克　蜂蜜60毫升

【制法】先煎前3味药至200～400毫升，冲入蜂蜜即可。

【用法】每天1剂，分3次服用。

【功效】行气消食，健脾和胃。

【适用人群】胃、十二指肠溃疡患者。

◎ 白及牛奶饮

【组成】蜂蜜50克　牛奶250克　白及粉10克

【制法】把牛奶煮沸，调入蜂蜜和白及粉即可。

小贴士

溃疡患者最需要注意的是什么？

对于溃疡病人来说，最重要的是按时饮食，别等太饿才去吃饭。可适当的少食多餐，另外吃的东西不能太烫和太凉，温度适度为好。少吃酸、辣等刺激性食物，酒也要少喝，最好是不喝。

治愈溃疡的关键

溃疡是一种典型的心身疾病，心理因素对胃溃疡影响很大。精神紧张、情绪激动或过分忧虑对大脑皮层产生不良的刺激，使得丘脑下中枢的调节作用减弱或丧失，引起自主神经功能紊乱，不利于食物的消化和溃疡的愈合。所以保持轻松愉快的心境，是治愈胃溃疡的关键。

溃疡病的食疗注意点

烹调要恰当，以蒸、烧、炒、炖等法为佳。煎、炸、烟熏等烹制的菜不易消化，在胃里停留时间较长，影响溃疡面的愈合；制订合理的饮食制度，吃饭定时定量，细嚼慢咽，少说话，不看书报，不看电视；在溃疡活动期，以进食流质或半流质、易消化、富有营养的食物为好。

【用法】每天 1 次，连续服 1 个月。

【功效】补益脾胃，收敛止血。

【适用人群】胃、十二指肠溃疡患者，尤其是有过消化道出血的患者。

◎ 参术茶

【组成】党参 15 克　白术 15 克　甘草 6 克　蜂蜜 60 毫升

【制法】先煎前 3 味药至 200～400 毫升，冲入蜂蜜即可。

【用法】每天 1 剂，分 3 次服用。

【功效】健脾和胃。

【适用人群】胃、十二指肠溃疡患者。

专家提示　对健康人来说，喝茶是有益的，但对溃疡病患者，喝茶则有害无益。所以溃疡病患者切记不能喝茶！

◎ 莲子粥

【组成】莲子 30 克　粳米 100 克

【制法】把莲子洗净去心，和大米一起放入锅里，加入适量水，煮粥，粥成即可。

【用法】每天食用，连续服 1 个月。

【功效】补脾益胃。

【适用人群】胃、十二指肠溃疡患者。

专家提示　莲藕富含淀粉，可以促进胃肠蠕动，加速胃溃疡的愈合，还有解酒的功能呢！

◎ 淮山药粥

【组成】淮山药 100 克　粳米 100 克

【制法】把淮山药洗净，和大米一起放入锅里，加入适量水煮粥，粥成即可。

【用法】每天食用，连续服 1 个月。

【功效】补益脾胃。

【适用人群】胃、十二指肠溃疡患者。

◎ 红枣粥

【组成】糯米或粳米 100 克　红枣 7 个

【制法】把红枣洗净，和大米一起放入锅里，加适量水，煮粥，煮至极烂即可。

【用法】每天食用，连续服 1 月。

【功效】补益脾胃。

【适用人群】胃、十二指肠溃疡患者。

专家提示　红枣有补脾益胃的功能，常吃红枣或用红枣、糯米做成的粥，对胃溃疡有一定防治作用。

◎ 银耳红枣粥

【组成】银耳 20 克　红枣 10 个　糯米 150 克

【制法】把银耳、红枣洗净，和糯米一起放入锅里，加适量水煮粥，煮至极烂即可。

【用法】每天食用，连续吃 1 个月。

【功效】补脾益胃，补气生血。

【适用人群】胃、十二指肠溃疡患者。

小贴士

溃疡患者的服药禁忌

有些药物，如阿司匹林、地塞米松、泼尼松、消炎痛等，对胃黏膜有刺激作用，会加重溃疡的病情，要尽量避免使用。如果因疾病需要非得要服用，或向医生说明，改用他药，或遵医嘱，配合些其它辅助药物，或放在饭后服用，减少对胃的刺激。

小贴士

溃疡患者的生活调养

溃疡病人生活要有一定规律，不能过变疲劳，劳累过度不但会影响食物的消化，还会妨碍溃疡的愈合；溃疡病人一定要注意休息，生活起居要有规律；溃疡病发作和气候变化有一定的关系，因此溃疡病人必须注意气候变化，根据节气冷暖，及时添减衣被。

◎ 佛手扁苡粥

【组成】佛手 10 克　白扁豆　薏苡仁　山药各 30 克　粳米适量

【制法】把佛手水煎取汁，去渣，放入扁豆、薏苡仁、山药，加入适量粳米，煮粥，粥成即可。

【用法】每天食用，连续吃 10 天。

【功效】健脾利湿，行气和胃。

【适用人群】适用于胃部灼热疼痛，有口干口苦、心烦易怒、便秘等症状的患者。

小贴士

不利于溃疡愈合的习惯

不注意饮食卫生、偏食、挑食、饥饱失度或过量进食冷饮冷食，或嗜好辣椒、浓茶、咖啡等刺激性食物，都会导致胃肠消化功能紊乱，不利于溃疡的愈合。

◎ 三七鸡蛋羹

【组成】三七末 3 克　藕汁 30 毫升　鸡蛋 1 个　白糖少许

【制法】把鸡蛋打破，倒入碗里搅拌，用鲜藕汁和田七末，加白糖，和鸡蛋搅匀，隔水炖熟服食。

【用法】每天食用，连续服 1 月。

【功效】凉血止血，化瘀止痛。

【适用人群】胃溃疡、十二指肠溃疡以及出血，或呕吐伴恶心、嗳气等症状的患者。

专家提示　鸡蛋的蛋黄里含有大量卵磷脂和脑磷脂，对胃黏膜有很强的保护作用，所以溃疡患者要记住多吃些鸡蛋羹啊！

小贴士

溃疡患者不要吃哪些食物？

1. 应限制多渣食物，避免吃油煎、油炸食物以及含粗纤维较多的芹菜、韭菜、豆芽、火腿、腊肉、鱼干及各种粗粮。这些食物不仅粗糙不易消化，而且还会引起胃液大量分泌，加重胃的负担；但经过加工制成菜泥等易消化的食物可以食用。

2. 不吃刺激性大的食物，禁吃刺激胃酸分泌的食物（如肉汤、生葱、生蒜、浓缩果汁、咖啡、酒、浓茶等）以及过甜、过酸、过咸、过热、生、冷、硬等食物。甜食可增加胃酸分泌，刺激溃疡面，加重病情；过热食物刺激溃疡面，引起疼痛，甚至使溃疡面血管扩张而引起出血；辛辣食物刺激溃疡面，使胃酸分泌增加；过冷、过硬食物不易消化，可加重病情。

第十节 脂肪肝

随着生活水平的提高，生活节奏加快，在饮食越来越好的同时，人们锻炼身体的时间也逐渐减少。人们在享受着饕餮大餐、美酒佳肴的时候，不知道随着饮食摄入的脂肪越来越多，慢慢沉积在体内，损害着我们的肝脏。近几年，我国脂肪肝的发病率迅速上升，成为仅次于病毒性肝炎的第二大肝病。在某些人群里，如白领人士、职业经理人、个体业主、政府官员、高级知识分子等，脂肪肝的平均发病率达到了 25%，也就是每 4 个人里就有 1 个是脂肪肝；肥胖人群和 2 型糖尿病患者里脂肪肝的发病率为 50%；嗜酒和酗酒者脂肪肝的发病率为 58%；在经常失眠、疲劳、不思茶饭、胃肠功能失调的亚健康人群里脂肪肝的发病率约为 60%。与此同时，患脂肪肝的人群年龄也不断下降，现在平均年龄只有 40 岁，而 30 岁左右的人患脂肪肝的也越来越多。那么怎么减少脂肪在肝脏的沉积呢？平时都应该注意些什么呢？下面介绍一些简单的方法。

◎ 茵陈茶

【组成】茵陈 15 克

【制法】把茵陈用清水浸泡后，连同浸泡的清水一起煎煮，以小火为佳，去渣取汁。

【用法】代茶饮。

【功效】清利肝胆，降脂除湿。

【适用人群】轻中度脂肪肝的人。

专家提示 茵陈味苦偏寒，可以清热利湿，归肝胆经，专治黄疸。如果喝了一段时间感觉胃口不舒服，或者平时就喜欢吃温热食物、大便偏稀的人，可以用下面这个方子。

◎ 茵陈枣茶

【组成】茵陈 50 克　干红枣十几个

【制法】把上述药物一起放到锅里，加水浸泡半小时后，用小火煮至沸腾，去渣取汁即可。

【用法】每天1包，代茶饮。连续喝1个月。

【功效】清肝利胆，降脂除湿。

【适用人群】轻中度脂肪肝的人。

专家提示　大枣甘温，可以补脾胃养气血、缓和药性，和茵陈一起用能够缓和茵陈的寒性，所以不用担心会刺激肠胃。

◎ 双花茶

【组成】凌霄花10克　槐花10克　绿茶5克

【制法】把上述药物放入杯子里，加沸水冲泡，盖盖焖10分钟即可。或加水煎取药汁。

【用法】代茶饮。

【功效】清肝利胆，降脂除湿。

【适用人群】轻中度脂肪肝的人。

专家提示　凌霄花有活血调经的作用，槐花可以凉血止血，专治血热所导致的便血、痔疮出血，所以肥胖的月经不调女性、痔疮患者都可以用这个方子；绿茶也可以换用普洱茶、乌龙茶，都有很好的降脂作用，单用也行。

◎ 三花茶

【组成】玫瑰花20克　代代花20克　茉莉花20克

【制法】把上述药物放入杯子里，加沸水冲泡，盖盖焖10分钟即可。或加水煎取药汁。

【用法】代茶饮。

【功效】疏肝利胆，降脂除湿。

【适用人群】轻中度脂肪肝的人。

专家提示　脂肪肝的人群，要注意加强锻炼，最好每天跑步半小时到1小时；玫瑰花、代代花、茉莉花都是疏肝药，玫瑰花偏于活血，代代花偏于行气，茉莉花又可以除湿，对于爱生气、月经不调、经常胃胀腹胀、大便不成形的脂肪肝患者来讲都很有效。

◎ 决明子茶

【组成】决明子 10 克

【制法】把决明子放到保温壶里，用沸水冲泡即可。

【用法】代茶饮。

【功效】清肝利胆，降脂除湿。

【适用人群】轻中度脂肪肝的人。

专家提示　决明子又叫草决明，可以清肝明目、润肠通便，所以脂肪肝的人同时脾气暴躁、大便干燥、眼胀、视物不清的，最适合用这个方子。

◎ 枸杞子茶

【组成】枸杞子 10 ～ 15 克

【制法】把枸杞子放到保温壶里，月沸水冲泡即可。

【用法】代茶饮。

【功效】滋补肝阴，降脂除湿。

【适用人群】轻中度脂肪肝的人。

专家提示　枸杞子虽然对人体很有好处，但是很多人喝了容易上火，假如这样，可以换用下面这个方子。

◎ 枸杞菊花茶

【组成】枸杞 10 克　菊花 5 克　绿茶 5 克

【制法】把上述药物放入杯子里，加沸水冲泡即可。

【用法】代茶饮。

【功效】清泻肝热，降脂除湿。

【适用人群】轻中度脂肪肝的人。

小贴士

脂肪肝的人群，每天摄入热量应适当，如果热量过剩就会转化成脂肪，所以要适当控制每天摄入的总热量，一般工作量和正常体重的人，应按每公斤体重30千卡计算，超重者还要减量。

◎ 制首乌茶

【组成】制首乌 10 ~ 15 克

【制法】把制首乌用清水浸泡后用小火煮到沸腾，分 1 ~ 2 次代茶服用。

【用法】代茶饮。

【功效】补肝肾，益精血，乌须发，强筋骨，化浊降脂。

【适用人群】轻中度脂肪肝的人。

专家提示 脂肪肝的人群，应每天摄入足量维生素。新鲜的蔬菜和水果中含有丰富的维生素可保护肝细胞，防止脂肪肝对肝脏的损害，避免肝功能异常引起的储存维生素能力下降。

◎ 金香茶

【组成】香橘皮 10 克　郁金 10 克　木香 10 克

【制法】把香橘皮、郁金、木香一起放到锅里，加清水适量，煎取药汁。

【用法】代茶饮。

【功效】疏肝解郁，降脂化浊。

【适用人群】轻中度脂肪肝的人。

◎ 金归楂橘茶

【组成】山楂 25 克　橘皮 25 克　郁金 12 克　当归 12 克

【制法】把山楂、橘皮、郁金、当归一起放到锅里，加清水适量，煎取药汁。

【用法】代茶饮。

【功效】疏肝解郁，降脂化浊。

【适用人群】轻中度脂肪肝的人。

◎ 荷叶山楂丹参饮

【组成】荷叶 10 克　山楂 10 克　丹参 10 克

【制法】把上述药物放入杯子里，加沸水冲泡，盖盖焖 10 分钟即可。

超简单实用的 小偏方

【用法】代茶饮。

【功效】疏肝活血，降脂化浊。

【适用人群】轻中度脂肪肝的人。

专家提示 脂肪肝的人群，平时要多吃高纤维食物。膳食纤维有利于调节血脂、血糖，所以提倡吃适量的粗粮、蔬菜、水果、菌藻类食物。

◎ 红花山楂橘皮饮

【组成】山楂 50 克　橘皮 12 克　红花 10 克

【制法】把上述药物放入锅里，加清水适量，煎取药汁。

【用法】代茶饮。

【功效】疏肝活血，降脂化浊。

【适用人群】轻中度脂肪肝的人。

◎ 芹菜红枣煲汤

【组成】芹菜 200 ～ 400 克　红枣 50 ～ 100 克

【制法】把芹菜和红枣一起放到砂锅里，煲汤即可。或单用芹菜 100 ～ 150 克，洗净捣烂取汁，加适量蜂蜜，煮沸即可。

【用法】直接食用。

【功效】清热解毒，补血养肝。

【适用人群】轻中度脂肪肝的人。

专家提示 脂肪肝的人群，要适当摄入高蛋白饮食。高蛋白饮食能提供胆碱、胆氨酸等抗脂肪肝因素，可以把脂肪变成脂蛋白输送出肝脏，防止肝脏的脂肪浸润，适量的高蛋白饮食，可减轻体重、

小贴士

哪些食物属于高纤维食物？

高纤维食物主要指的是富含纤维素的食物，如玉米、荞麦、糜子、燕麦、粗麦粉、高粱、黑米、粳米、坚果、绿豆、豇豆、小豆、豌豆、蚕豆、芸豆、扁豆、香菇、海带、木耳、鸭梨、魔芋等。

小贴士

为什么芹菜可以降血脂？

芹菜有利尿、健胃、镇静、降压、降低胆固醇和增加血清总蛋白及白蛋白的作用，常用于脂肪肝、病毒性肝炎患者。配合红枣，滋养肝血，共同达到清热解毒、健脾补血养肝的作用。

115

刺激新陈代谢。每天摄入蛋白质 100 克左右，肉类、蛋、奶、豆制品均可。

◎ **黄豆炖白菜**

【组成】黄豆 60 克　白菜 250 克

【制法】提前一晚把黄豆用清水泡上，然后把泡发的黄豆和白菜一起放入炖盅，加入各种调料后慢煮，煮到黄豆、白菜透烂时即可服用。

【用法】直接食用。

【功效】清热利湿，降脂去浊。

【适用人群】轻中度脂肪肝的人。

专家提示　脂肪肝的人群，摄入脂肪应适量。植物油不含胆固醇，有利于脂肪肝的治疗，每天应控制在 50 克左右。应限制吃高胆醇食物，如荤油、动物内脏等。

第十一节　慢性胆囊炎

我们知道，日常生活中有些疾病本身并不可怕，可怕的是其引起的并发症很可能有致命的伤害，慢性胆囊炎就是这样。胆结石治疗专家指出，慢性胆囊炎如果不及时治疗或因没找对治疗方法而导致治疗不彻底，就有可能产生严重的并发症，危害患者的身体，摧残患者的健康。那么对于慢性胆囊炎，中医有哪些简单治疗办法呢？下面给大家介绍几个。

◎ **金钱败酱茵陈茶**

【组成】金钱草　败酱草　茵陈各 30 克

【制法】把上 3 味药加水，煎煮 15 分钟即可。

【用法】加入适量白糖，温服代茶饮。

超简单实用的　小偏方

【功效】清利肝胆。

【适用人群】患有慢性胆囊炎的人。

专家提示　慢性胆囊炎患者，保持每天 1500～2000 毫升水量的摄入，以利于胆汁的稀释，减少胆汁淤积。

◎ 萝卜汤

【组成】萝卜 1 个

【制法】把新鲜萝卜切成小块，加适量水，放少许食盐，煮到
　　　　萝卜熟烂即可。

【用法】喝汤，每周 3 次，连服 1 个月。

【功效】消食利胆。

【适用人群】患有慢性胆囊炎的人。

专家提示　慢性胆囊炎患者平时没症状的时候，仍要注意饮食，不要多吃含脂肪、胆固醇成分过多的食物，以防诱发胆囊炎。

◎ 茵陈栀子饮

【组成】金钱草 20 克　茵陈 15 克　栀子 10 克　甘草 3 克

【制法】把上 4 味药加水，煎煮 15 分钟即可。

【用法】每天 1 次，每月服药 3 周，停 1 周，连续 2～3 月后
　　　　停药观察。

【功效】清肝利胆祛湿。

【适用人群】患有慢性胆囊炎的人。

◎ 陈皮茶饮

【组成】陈皮 10 克　山楂　金钱草各 15 克

【制法】加入沸水一杯，或冷水煮沸 15 分钟，即可。

> **小贴士**
>
> 慢性胆囊炎的病人热量主要来源于碳水化合物，碳水化合物易消化，利用率也高。但过于肥胖的人患胆囊炎，同时合并有冠心病或高脂血症时，就需要适当限制碳水化合物的摄入，包括主食和含糖糕点、糖块的摄入，以利于减轻体重。

> **小贴士**
>
> **慢性胆囊炎的膳食原则**
>
> 应根据病情给予低脂肪、低胆固醇的半流质食物或低脂肪、低胆固醇的软食。低脂肪指脂肪总量以 20～30 克／日为宜，并把这些脂肪总量分在各餐中。低胆固醇指忌食含胆固醇较高的食物，如蛋黄、脑、肝、肾及鱼子等，因鱼油中含大量多烯酸，能降低血中胆固醇水平，所以平时可多吃些鱼类食物。

【用法】代茶饮。

【功效】行气祛湿利胆。

【适用人群】患有慢性胆囊炎的人。

专家提示 慢性胆囊炎患者，食用蛋白质要适量，每天 50～70 克，足量的蛋白质有利于损伤组织的修复，但过量的蛋白质会增加胆汁的分泌，不利于胆囊炎性组织的修复。

小贴士

慢性胆囊炎的日常饮食注意事项

1. 要大量饮水，可在水里补充钠盐和钾盐。

2. 要食用高碳水化合物、低脂肪、低胆固醇的清淡流质食品，如米汤、藕粉、豆浆、蜂蜜水、杏仁茶、红枣汤、莲子汤、桂圆汤、果汁、菜汁、冲蛋清水等。

3. 多吃水果和蔬菜。

4. 口味尽量清淡，避免食用加工食品和高糖分的食物。

5. 禁食高脂肪、油炸和刺激性的食品，如肥猪肉、羊肉、鸡肉、鸡蛋、牛奶等。

6. 胆囊炎急性发作时应暂停进食并卧床休息，疼痛缓解后，根据病情循序渐进地调配饮食。

第十二节　胆结石

近些年来，胆结石的发病率逐渐升高，我国成年人大概为 10%，中年妇女甚至高达 15%。有统计显示，和男性相比，患胆石症的女性要多好几倍。一般来说，妇女更容易患胆石症，这是由于妇女体内的性激素对胆汁的化学成分和胆囊的收缩功能起一定作用，可促进结石的形成。长期口服避孕药的人，患胆结石的概率比正常人高 2 倍。那么得了胆结石，有没有什么简单的方法可以试试呢？让我来告诉您。

◎ 排石功

①姿势：或坐或站，两脚平行，柜距约自己三脚长，两脚掌平踏地面，脊柱竖直，腰部微微向下松沉，臀部微微内收，头颈部松弛端正。两眼轻闭，面带微笑。两肩沿体侧自然下垂，两肘稍弯曲，两手拇指叉开朝后，两掌轻轻放于腹股沟处，掌心朝下，手腕放松，虚腋，徐徐调息，在自然呼吸的基础上逐渐延长呼气时间。

②若老牛吃草状，以舌在牙列上下觉动9次。

③轮击腰腹：两脚平行站立和肩同宽，意静心清，自然呼吸。以脚发力，拧转腰身，两臂放松，在腰身左转时，以右拳（或前臂）击腹，左拳击腰，腰身右转时，以左拳（或前臂）击腹，右拳击腰。状若小儿玩的"摇鼓"，两肩或手臂松弛若线绳。

④骑马震荡：两手以手背分置肝俞（位于人体的背部，脊椎旁，第9胸椎棘突下，左右二指宽处）或腰窝处，膝微屈，全身像骑马样上下震荡。

⑤举臂跳跃：两臂上举过头，肘微屈，腕指放松，原地跳跃，要以前脚掌落地，脚跟不落地，利用反作用力。

小贴士

胆结石饮食疗法的原则

1. 多摄取高纤维的食物，如蔬菜、水果、完全谷物等。

2. 限制胆固醇的摄取量，绝对不吃内脏、蛋黄等富含胆固醇的食物。

3. 多补充维生素K，如菠菜、花椰菜等。

4. 禁食易产生气体的食物，如马铃薯、甘薯、豆类、洋葱、萝卜、汽水饮料，以及酸性的果汁、咖啡、可可等。

5. 牛奶只限于饮用脱脂奶。

6. 烹调食物少用煎、炸，多用煮、炖、清蒸的方式。

7. 禁食脂肪含量多的高汤和蛋黄沙拉酱。

8. 口味尽量清淡，调料应有所节制。

9. 避免食用加工食品和高糖分的食物。

◎ 利胆茶

【组成】鲜玉米须 30 克　玫瑰花 20 克　茵陈 10 克　柿叶 10 克

【制法】把上几味药加水，煎煮 10 分钟即可。

【用法】加入白糖适量，代茶饮。

【功效】清热利胆，消炎杀菌。

【适用人群】患有胆结石的人。

专家提示　胆结石患者，要注意饮食和饮水卫生，生吃瓜果要先洗干净，然后用开水或凉开水冲一冲，以防吃入蛔虫和残留农药，养成不喝生水喝开水的良好习惯。

小贴士

有益胆囊炎的食物（一）

1. 核桃：含有丰富的亚油酸，能阻止胆石的形成。还含有不饱和脂肪酸，可改善胆汁成分，有利于胆石的排出。

2. 生姜：有较强利胆作用。

3. 浮小麦：性凉味甘咸，有收敛益气的功效，可用于长期结石伴有镜下血尿的人。

◎ 清胆粥

【组成】紫花地丁 15 克　金钱草 15 克　绿豆 20 克　小米 250 克

【制法】把紫花地丁、金钱草煎汤取上清液，加入小米、绿豆，用小火煮成粥。

【用法】每天 1 次，连服 7 ~ 10 天。

【功效】清热利胆解毒。

【适用人群】患有胆结石的人。

专家提示　胆结石患者，要多吃些含维生素的食物，如绿色蔬菜、胡萝卜、西红柿、菠菜、白菜等，平时应多吃些香蕉、苹果等水果。

◎ 苋菜玉米汤

【组成】苋菜 60 克、玉米须 60 克。

【制法】把苋菜、玉米须加水，煎煮 10 分钟即可。

【用法】代茶饮。

【功效】清利肝胆湿热。

【适用人群】患有胆结石的人。

专家提示　胆结石患者，要多吃些能促进胆汁分泌和松弛胆道括约肌、有利胆作用的食物，如山楂、乌梅、玉米须（泡茶慢慢喝）。

◎ 鱼腥草豆芽汤

【组成】鱼腥草 20 克　金钱草 20 克　绿豆芽 60 克

【制法】把鱼腥草、金钱草、绿豆芽加水，煮 10 分钟即可。

【用法】隔日服 1 次即可。

【功效】清利肝胆湿热。

【适用人群】患有胆结石的人。

专家提示　胆结石患者，不要吃辛辣刺激的调味品，如辣椒、辣椒油、五香粉、胡椒面等。

◎ 香橼糖

【组成】鲜香橼 1～2 个

【制法】把鲜香橼切碎放入碗里，加入等量麦芽糖，隔水蒸数小时，香橼稀烂即可。

【用法】每次服 1 匙，早晚各服 1 次。

【功效】疏肝理气。

【适用人群】患有胆结石的人。

专家提示　胆结石患者，不要吃高脂肪食物，如肥肉、猪油、油煎油炸食品。油多的糕点也不宜多吃，因为过多的脂肪会引起胆囊收缩，导致疼痛。

◎ 大黄木香茶

【组成】大黄 15 克　木香 10 克

【制法】把大黄、木香放入杯里，用沸水冲泡。

小贴士

有益胆囊炎的食物（二）

1. 黑豆：性平味甘，具有祛风活血利水的功效，可和车前草、粳米同服治疗各种结石。

2. 刀豆：性温味甘，有温中补肾的功效，可用于长期结石停留不出，伴有肾虚腰痛的人。

3. 赤小豆：性微寒味甘酸，有健脾燥湿、消肿解毒的功效，可单用或和鸡内金、白茅根合用来治疗各型结石。

【用法】代茶饮，频频服用，每天1剂。

【功效】疏肝理气利胆。

【适用人群】胆结石合并胆囊炎所致胆绞痛的人。

专家提示 胆结石患者，要用植物油炒菜，所吃的菜以炖、烩、蒸为主。要常吃些瘦肉、鸡、鱼、核桃、黑木耳、海带、紫菜等。

◎ 三鲜粥

【组成】鲜生藕节500克 鲜侧柏叶 鲜茶叶各100克 粳米 50克

【制法】把前3味一起榨汁，加入粳米粥里，放适量白糖即可。

【用法】每天1次，连服7天。

【功效】疏肝理气利胆。

【适用人群】胆结石合并胆管出血的人。

专家提示 胆结石患者，要吃早餐，不能让空腹的时间太长。此外还要注意两点：一是要经常运动，防止便秘；二是肥胖的人要计划减肥，因为肥胖会促使胆固醇大量分泌，加重病情。

◎ 玉米橘皮粥

【组成】玉米须100克 鲜橘皮30克 大米100克

小贴士

有益胆囊炎的食物（三）

1. 绿豆：性寒味甘，具有清热解毒，利尿消肿的功效，可单用或和粳米、蒲公英等合用以治疗结石。绿豆粉或绿豆衣、绿豆芽都可食用。

2. 米麦麸：性微热味甘，有除烦止泻通淋的功效，可用于防治结石的复发。

3. 葱白、冬瓜、山楂、柠檬、沙枣、菱角等都对防治结石有一定的作用。

小贴士

有益胆囊炎的食物（四）

橙子对减少胆结石的发生会起到明显作用。得了胆结石的人，除了吃橙子外，用橙皮泡水喝，也能起到不错的治疗效果。水果中如猕猴桃、鲜枣、草莓、枇杷、柿子等，维生素C含量较高，多吃也可以起到预防胆结石的效果。

【制法】把这 3 味一起熬成粥，加入适量白糖调味即可。

【用法】每天 1 次，连服 7 天。

【功效】疏肝理气，利胆除湿。

【适用人群】胆结石患者。

专家提示 胆结石患者，不要吃含胆固醇较多的食物，如动物心、肝、脑、肠以及蛋黄、松花蛋、鱼子和巧克力等。

◎ 茵陈白茅饮

【组成】鲜白茅根 60 克　鲜荷叶　玉米须各 15 克　茵陈 30 克

【制法】把这 4 味用水煎 10 分钟即可。

【用法】每天 1 次，连服 7 天。

【功效】清利肝胆湿热。

【适用人群】胆结石患者。

专家提示 胆结石患者，不要借节日或亲友聚会时大吃大喝。因为暴饮暴食会促使胆汁大量分泌，而胆囊强烈的收缩又会引起胆囊发炎、局部绞痛等。

◎ 三花茶

【组成】杭菊花　玫瑰花　代代花各 5 克

【制法】把这 3 味用沸水冲泡。

【用法】代茶饮，每天数次。

【功效】清利肝胆湿热。

【适用人群】胆结石患者。

专家提示 胆结石患者，要戒烟、戒酒、不喝咖啡，这些带有刺激性的食品能使胃酸分泌过多、胆囊剧烈收缩而导致胆道口括约肌痉挛、胆汁排出困难，诱发胆绞痛。

有益胆囊炎的食物（五）

南瓜有化结石的功能。早上喝两碗南瓜粥，粥里煮 1 个鸡蛋。中午吃几片蒸的南瓜，或者炒南瓜当菜肴。晚上也喝南瓜粥，吃点馒头，喝杯牛奶，其他菜肴也可以照常吃，但用动物油炒的菜和油腻食物最好不吃。吃南瓜时花样可多一些，大米、小米、玉米面、白面南瓜粥都可以，任不管什么粥，南瓜要占主要比重，南瓜要带皮一起吃。

第十三节 高血压

在现代社会，因为工作压力增大、生活节奏快、饮食不注意，越来越多的人血压偏高，患上了高血压病。很多人对高血压不够重视，认为就是血压高一点，没有什么太大的危害。其实这种想法是非常不正确的，虽然高血压这个病本身没有太大的危害，但由它引起的各种并发症对人体有极大的损伤，比如脑出血、脑梗死、动脉硬化、高血压肾病，等等，这些病给患者、家属甚至社会都带来了严重的不良影响和沉重的经济负担。如果能够做到提前防治，那么结果就要好的多。在这里介绍一些简单的方法，帮助大家控制血压，减少高血压并发症的发生。

一、肝阳上亢型

肝阳上亢的高血压患者，一般都有头晕目眩，耳鸣，头胀痛，面红目赤，容易着急上火，脾气急躁，口苦口干，大便干，小便也偏黄，形体比较壮实，属于偏实证，治疗时要注意平肝潜阳。

◎ 三草汤

【组成】豨莶草 12 克　夏枯草 12 克　龙胆草 3 克

【制法】把上述药物放入锅里，加入适量水煎煮，水开后再煮 10 分钟即可。

【用法】每天煮 1 剂，分成两次服用，早晚各 1 次。

【功效】清热泻肝，降压。

【适用人群】血压偏高者。

◎ 四草饮

【组成】龙胆草 3 克　夏枯草 10 克　益母草 10 克　甘草 6 克

【制法】把上述药物加水煎煮，水开后再煮 10 分钟即可。

【用法】每天 1 剂，煮出 500 毫升，代茶饮。

【功效】清肝泻火，活血通经。

【适用人群】高血压患者，平时脾气较急的人尤其适用。

专家提示　这些小方子虽然有降血压的作用，但还是不能代替降压药物哦。如果服用一段时间，血压仍然不能达到正常水平，就要去医院由专科医师进行诊治。

◎ 吴茱萸贴

【组成】吴茱萸 15 克

【制法】把吴茱萸研末，用醋调成糊状，晚上睡觉前，贴在两脚心（涌泉穴处）。

【用法】10 天为一疗程，连用 2 ～ 3 个疗程。

【功效】疏肝解郁，引血下行，降压。

【适用人群】高血压患者。

◎ 葛根槐苋饮

【组成】葛根 30 克　槐米 15 克　茺蔚子 15 克

【制法】把葛根、槐米、茺蔚子加入水煎煮，水开后再煮 20 分钟即可。

【用法】每天 1 剂，煮出 500 毫升，代茶饮。

【功效】升清降浊，泻肝通络。

【适用人群】高血压患者。

高血压患者平时应多吃点什么呢？

高血压患者可以多吃一些具有促进脂质代谢和降血压作用的食物，如海藻类、菌类、水果等具有促进脂质代谢的作用，海蜇、海参、茭白、芹菜、山楂、枸杞、荸荠等具有一定降血压作用。

超简单实用的 小偏方

◎ 牛膝钩藤液

【组成】牛膝 30 克　钩藤 30 克

【制法】把牛膝、钩藤加入水煎煮，水开后再煮 20 分钟即可。

【用法】把煎煮好的药液倒入脚盆，每天晚上睡前泡脚。

【功效】平肝潜阳。

【适用人群】高血压患者，平时脾气较急的人尤其适用。

◎ 山楂冰糖饮

【组成】山楂 100 克　冰糖 50 克

【制法】把山楂和冰糖放入锅里，加水一起煮，山楂熬熟烂即可。

【用法】每天 500 毫升，代茶饮。

【功效】清热化痰，活血降压。

【适用人群】早期高血压患者。

◎ 菊花山楂饮

【组成】菊花 10 克　生山楂 15 克　五味子 5 克　乌龙茶 3 克

【制法】把上述药物放入杯子里，用开水冲泡，盖盖焖 15 分钟即可。

【用法】代茶饮。

【功效】清肝泻火，消脂降压。

【适用人群】高血压患者，平时脾气较急的人尤其适用。

专家提示　生山楂具有降血脂的作用，血压、血脂都高的人尤其适用含有山楂的小方子。

◎ 决明子粥

【组成】决明子 20 克　粳米 100 克

【制法】把决明子、粳米加入水煎煮，至粥成即可。

【用法】早晚服用。

【功效】清肝明目通便。

【适用人群】高血压患者。

◎ 决明降压茶

【组成】炒决明子 15 克　菊花 10 克　罗布麻 10 克

【制法】把上述药物放入杯子里，开水冲泡，盖盖焖 10 分钟即可。

【用法】代茶饮。

【功效】清肝明目，泻火降压。

【适用人群】高血压患者。

专家提示　决明子具有润肠通便的作用，拉肚子的人不要食用决明子粥或决明降压茶。罗布麻有平肝安神、清热利水的作用，可以单服用来治疗高血压、高血脂、水肿。

◎ 醋泡花生米

【组成】生花生米 200 克　食醋 200 克

【制法】把花生米浸泡在醋里，7 天后即可食用。

【用法】每天 2 次，每次 15 粒，早晚服用。

【功效】平肝潜阳。

【适用人群】高血压患者，尤其适合用于老年人。

◎ 芹菜汁饮

【组成】芹菜　蜂蜜

【制法】把新鲜芹菜榨汁，加入适量蜂蜜调味。

【用法】每次 50 毫升，每天 3 次。

【功效】平肝，泻火，清热。

【适用人群】高血压患者。

小贴士

高血压患者的饮食禁忌有哪些？

高血压患者一定要注意限制食盐的摄入，平时尽量食用低钠盐；其次要注意限制脂肪的摄入。补充适量的维生素与优质蛋白质，控制体重，注意补充矿物质，如钙、镁、钾等。还要注意戒烟限酒。

◎ **海带冬瓜薏仁汤**

【组成】海带 30 克　冬瓜 100 克　薏苡仁 30 克

【制法】把冬瓜去皮、切块，海带切块，和薏苡仁一起放入锅里，加入适量水，煮成汤即可。

【用法】喝汤，吃海带、冬瓜薏苡仁，每天 1 次。

【功效】平肝，泻火，降压。

【适用人群】高血压患者。

◎ **时珍药枕**

【组成】薄荷　野菊花　青木香　淡竹叶　生石膏　白芍　川芎　霜桑叶　蔓荆子　晚蚕沙各适量

【制法】每个枕头装的药量相当于 5 剂汤药的药量。

【用法】日常做睡枕使用，每天使用时间不少于 6 小时，3 个月为一疗程。

【功效】清肝泻火。

【适用人群】高血压患者。

二、肝肾阴虚型

肝肾阴虚的高血压患者，一般多有头晕耳鸣，健忘，容易心烦，容易失眠，手脚心发热，口干，腰腿酸软，大便干结，脸颊容易发红等症状。属于偏虚证的高血压，治疗时要注意滋补肝肾。

◎ **桑椹天麻粥**

【组成】桑椹　粳米各 50 克　天麻 10 克　黑芝麻一把

【制法】把桑椹、天麻加入适量水煎煮取汁，放入粳米、黑芝麻，共同熬煮，粥成即可。

【用法】早晚服用。

【功效】滋补肝肾。

【适用人群】高血压患者。

◎ 何首乌大枣粥

【组成】何首乌 60 克　粳米 100 克　大枣 5 个

【制法】把何首乌放入锅里，加入适量水，煎煮取汁，再放粳米、大枣一起熬粥，粥成即可。

【用法】早晚食用。

【功效】补肾益精，乌发降压。

【适用人群】高血压患者。

◎ 枸杞五味饮

【组成】枸杞 10 克　五味子 10 克（砸碎）

【制法】把枸杞、五味子放入杯子里，冲入开水，盖盖焖 10 分钟即可。

【用法】代茶饮。

【功效】补益肝肾。

【适用人群】高血压患者。

◎ 双耳汤

【组成】黑木耳　白木耳各 10 克　荸荠 20 克　冰糖

【制法】把黑木耳、白木耳、荸荠放入锅里，加入适量水，炖至木耳软烂，加入适量冰糖调味即可。

【用法】直接食用。

【功效】补益肝肾，益气降压。

【适用人群】高血压患者。

◎ 海参黑木耳煲老鸭

【组成】海参 20 克　黑木耳 30 克　杜仲 10 克　鸭肉 250 克

【制法】把海参、黑木耳、杜仲、鸭肉放入锅里，加入适量水，炖至鸭肉软烂，加入适量调料调味即可。

【用法】直接食用。

【功效】滋阴补阳，降压降脂。

【适用人群】高血压患者。

第十四节　冠心病

　　冠心病是冠状动脉粥样硬化性心脏病的简称，中医称为胸痹。人体的心脏靠冠状动脉供养，如果冠状动脉发生严重粥样硬化或痉挛，使冠状动脉狭窄或闭塞，心肌缺血缺氧或梗死，这种心脏病就是冠心病。现在大家富裕了，生活水平提高了，冠心病的患病率也提高了，已成为当今危害中国人健康和生命的主要疾病。严重的冠心病可以危及生命，那么平时患有冠心病的人，需要注意哪些问题呢？中医学认为，本病多属本虚标实，不同患者的标本虚实有不同的具体情况，其中尤其是气虚血瘀痰阻的最多，下面简单介绍一些中医对于本病的防治和康复的方法。

◎ 山楂菊花饮

【组成】山楂 12 克　菊花 9 克

【制法】把山楂、菊花放入杯子里，用沸水冲泡，盖盖焖 10 分钟即可。

【用法】代茶饮。

【功效】清热降压，活血消脂。

【适用人群】冠心病或兼高血压的患者。

　　专家提示　山楂既能抗心肌缺血，又能降血压、降血脂，是非常理想的防治冠心病的食疗药，尤其适宜于兼有高血压、高脂血症的人。

◎ 桃仁山楂茶

【组成】桃仁 6 克　山楂 12 克　陈皮 3 克

【制法】把上述 3 药加水，煎煮至水沸腾即可饮用；或用沸水冲泡，盖盖焖 10 分钟即可。

【用法】代茶饮。

【功效】行气活血化瘀。

【适用人群】冠心病或兼高血压的人，尤其是有血瘀表现的人。

专家提示 桃仁有活血化瘀和通便作用，可用于冠心病证属血瘀的人，如果大便经常偏稀要少用。

◎ 首乌菊花茶

【组成】制何首乌12克　菊花9克

【制法】把制何首乌和菊花加水，煎煮至水沸腾即可饮用。

【用法】代茶饮。

【功效】滋补肝肾，清热降压。

【适用人群】冠心病或兼高血压的人，尤其适用于证属偏阴虚或兼有阳亢证候的人。

专家提示 菊花有增加冠脉流量、改善心肌供血的作用，对冠心病有一定的疗效。

◎ 海藻昆布汤

【组成】海藻30克　昆布30克　木耳15克　黄豆200克

【制法】把以上几味一起炖煮，加少量调味品即可。

【用法】佐餐食用。

【功效】理气散结。

【适用人群】适用于冠心病合并高脂血症、高血压的人，尤其是痰浊证的人。

专家提示 实验表明，海藻、昆布这二者均有降血脂、降血压的作用，可减轻动脉粥样硬化。冠心病合并高脂血症、高血压者可经常吃。

小贴士

血瘀证的表现主要有哪些？

血瘀者，可以见到心前区刺痛、绞痛，痛处较固定，疼痛较剧，日久不愈，伴有胸闷，舌质暗红、紫暗或有瘀斑、瘀点。一般来说嘴唇也比较暗。

小贴士

痰浊证的表现主要有哪些？

痰浊者，经常见到胸闷明显，兼有心前区疼痛，一般体型肥胖，常吐痰，早晨起来的时候痰多，舌苔腻。平时喜欢吃高热量的食物。

◎ 大蒜粥

【组成】紫皮大蒜30克　粳米100克

【制法】紫皮大蒜去皮，放入沸水里煮1分钟后捞出。然后取粳米，放入煮蒜水里煮成稀粥，再把蒜重新放进粥里，混匀，煮成粥即可。

【用法】早、晚温服。

【功效】降血脂、抗血凝。

【适用人群】冠心病兼高脂血症的人可服用。

专家提示　经过实验证实，大蒜的有效成分能抑制动脉粥样硬化的发展，并有降血脂、抗血凝作用，冠心病患者可以经常服食。

小贴士

寒凝证的表现主要有哪些？

寒凝者，经常见到心前区突然疼痛，象刀绞一样，最明显的是遇寒冷容易发作或加重，手脚发凉，爱出冷汗，平常怕冷，喜欢温热饮食。

◎ 姜桂薤白粥

【组成】干姜3克　薤白9克　葱白2根　肉桂末0.5～1.0克　粳米100克

【制法】把薤白、干姜、葱白洗净，葱白切碎，和粳米一起放到水里煮成稀粥，撒入肉桂末即可。

【用法】每天1～2次，温服。

【功效】温经散寒，通阳止痹。

【适用人群】冠心病证属阳虚或寒凝的人。

专家提示　肉桂有助阳散寒、温通经脉作用，冠心病证属阳虚、寒凝、血瘀的人，可适量服用。实验证明，肉桂有抗心肌缺血和抑制血小板聚集的作用，对防治冠心病有利。干姜有散寒温经、回阳通脉等作用，薤白、葱白都可以通阳，适合阳虚寒凝的冠心病患者服用。

◎ 首乌百合粥

【组成】制何首乌15～30克　百合30克　枸杞子9克　大枣6个　粳米100克

【制法】把制何首乌放砂锅里煮，去渣取浓汁，和洗净的百合、枸杞子、大枣、粳米，一起煮成粥即可。可加入适量白糖调味。

【用法】早、晚温服。

【功效】滋阴养血，宁心安神。

【适用人群】冠心病偏阴虚的人。

专家提示 百合有养阴清心安神的作用，制何首乌、枸杞子可以滋补肝肾，大枣养血安神，冠心病出现心烦、心慌、失眠的人可常吃这个方子，每天服用 9 ～ 30 克。

◎ 薤白山楂粥

【组成】薤白 9 克　山楂 12 克　粳米 100 克

【制法】把薤白和山楂洗净，和粳米一起放入水里煮成稀粥即可。

【用法】早、晚温服。

【功效】理气宽胸，活血止痛。

【适用人群】冠心病胸闷、心前区疼痛明显的人。

专家提示 薤白又叫野蒜、小蒜，是中医治疗胸痹、心痛的常用药，有理气宽胸、通阳散结的作用，常用于冠心病属阳虚、气滞或痰浊的人，每天服用 9 ～ 12 克。

◎ 双参山楂酒

【组成】人参 6 克　丹参 30 克　山楂 30 克

【制法】把上 3 味，加白酒 500 克，浸泡半月。

【用法】每天喝 2 ～ 3 次，每次 10 ～ 15 毫升。

【功效】益气活血。

小贴士

心阴虚的表现主要有哪些？

心阴虚的冠心病患者，一般容易出现心慌心烦，失眠，头晕，口干咽燥，喜欢喝水，盗汗，心前区灼痛，舌色红，口水少，舌苔少或者没有。

小贴士

心阳虚的表现主要有哪些？

心阳虚的冠心病患者，一般比较怕冷，神疲气短，动则心悸、气短加重，四肢凉，爱出汗，心前区疼痛遇冷加重，舌质淡胖。

【适用人群】冠心病的人，尤其是气虚血瘀的人。

专家提示　龙眼肉（也就是龙眼肉），有补心脾、益气血的作用，凡是冠心病而心气虚比较明显的人，可常服食本品。

第十五节　高血脂

在现代社会，人们的生活条件越来越好，饮食也越来越丰富多样了，然而不幸的是，由于吃的太好，动的太少，人们的体形越来越丰满了，厚厚的血脂沉淀在血管壁上，很容易造成动脉粥样硬化，进而引发心脑血管疾病。有资料显示，高血脂症是中风、冠心病、心肌梗死、猝死的危险因素。另外，高血脂症也是促进高血压、糖耐量异常、糖尿病的一个重要危险因素。高血脂症还能导致脂肪肝、肝硬化、胆石症、胰腺炎、眼底出血、失明、周围血管疾病、跛行、高尿酸血症等……想想是多么可怕啊，所以一定要高度重视高血脂的危害，积极进行预防和治疗。那么我们在日常生活里稍微注意一下哪些事情，就能让自己的血脂不是那么高呢？下面介绍一些简单的方法。

◎ 茵陈山楂饮

【组成】茵陈 20 克　生山楂 15 克　生麦芽 15 克

【制法】把以上药物放入砂锅里加水适量，煎煮 20 分钟，过滤留汁，再煎 20 分钟，去渣取汁，把两煎药汁混匀即可。

【用法】每天 2 次，每次 100 毫升，可连服半月。

【功效】清肝利胆，清热化湿，醒脾祛脂。

【适用人群】早期高血脂人群。

◎ 降脂汤

【组成】何首乌 15 克　枸杞子 10 克　草决明 30 克

【制法】把何首乌、枸杞子、草决明放入锅里，加入适量水，
煎煮 15 分钟即可。

【用法】每天 1 剂，分 2 次服，早晚各 1 次。

【功效】滋补肝肾，降脂祛浊。

【适用人群】高血脂人群。

◎ 三参酒

【组成】人参 20 克　丹参 50 克　五加参 50 克　白酒 500
毫升

【制法】人参、丹参、五加参放入酒里，浸制而成。

【用法】一天饮酒 2 次，每次 20 毫升。

【功效】滋补肝肾，活血降脂。

【适用人群】早期高血脂人群。

◎ 绿豆藕节

【组成】大藕 4 节　绿豆 200 克　胡萝卜 100 克

【制法】把绿豆洗净水泡半天，滤干，胡萝卜洗净，切碎捣泥，
二物加适量白糖调匀待用；把藕洗净，在靠近藕节的
一端用刀切下，切下的部分留好；把调匀的绿豆胡萝卜泥塞入藕洞里，塞满塞实为止；
再把切下的部分盖好，用竹签或线绳插牢或绑好，上锅水蒸熟即可。

小贴士

高血脂病人睡觉前有哪些禁忌？

一忌枕头过高；二忌睡前吃得过饱；三忌睡前服用大剂量安眠药、作用较强的降压药或血管扩张药；四忌睡前酗酒；五忌睡前抽烟。

小贴士

可以降脂的单味中药（一）

草决明，味甘苦微寒，有抑制血清胆固醇升高和动脉粥样硬化斑块形成的作用，降血脂效果显著。临床上常用草决明 50 克，加水适量，煎后分 2 次服用。连服 1 个月，可使胆固醇逐渐降到正常水平。

可以降脂的单味中药（二）

何首乌，气味苦寒，能促进肠道蠕动，减少胆固醇吸收，加快胆固醇排泄，从而起到降低血脂、抗动脉粥样硬化的作用。何首乌有补肝肾、益精血，通便泻下等功效，尤其适用于老年高血脂兼有肝肾阴虚、大便秘结的病人。

可以降脂的单味中药（三）

1.蒲黄：性味甘平，能抑制肠道吸收外源性胆固醇，从而起到降低血脂的作用。但只有生蒲黄有作用。

2.山楂：性味酸甘微温，有扩张血管、降低血压、降低胆固醇、增加胃液消化酶等作用。可用山楂50克，加水煎，代茶饮。

【用法】可当点心吃。经常食用。

【功效】降低血脂，软化血管。

【适用人群】早期高血脂人群。

专家提示 年轻人血热头发白，或者肥胖痰多的人白发脱发，不适合用这个方子。

◎ 芹菜黑枣汤

【组成】水芹菜500克　黑枣250克

【制法】把黑枣洗净去核，和芹菜段同煮，煮熟即可。

【用法】每天晚上随意吃，吃的时候可以加入白糖调味。

【功效】补肝益肾，降压降脂。

【适用人群】肝肾不足、虚阳上亢型的高脂血症。

专家提示 芹菜味甘性凉，具有清肝热、平肝阳的作用，有明显的降血压和降血脂功能；黑枣性味甘温，能滋补肝肾、润燥生津。二物合用，起到补肝肾、降血脂、降血压的效果。

◎ 山楂毛冬青饮

【组成】山楂30克　毛冬青60克

【制法】把山楂、毛冬青放入锅里，加入适量水，煎煮20分钟即可。

【用法】每天1剂，分2次服，早晚各1次。

【功效】活血降脂。

【适用人群】早期高血脂人群。

◎ 山楂麦芽饮

【组成】生山楂　麦芽各15克

【制法】把山楂、麦芽放入锅里，加入适量水，煎煮 15
　　　　分钟即可。

【用法】每天 1 剂，分 2 次服，早晚各 1 次。

【功效】健脾消食，活血降脂。

【适用人群】早期高血脂人群。

◎ 山楂玉竹茶

【组成】玉竹　山楂各 10 克　茶叶 5 克

【制法】把玉竹、山楂、茶叶放入杯子里，冲入沸水，
　　　　盖盖焖 10 分钟即可。

【用法】代茶饮。

【功效】活血降脂。

【适用人群】早期高血脂人群。

◎ 山楂葛根茶

【组成】山楂 10 克　葛根 10 克　茶叶 5 克

【制法】把葛根、山楂、茶叶放入杯子里，冲入沸水，
　　　　盖盖焖 10 分钟即可。

【用法】代茶饮。

【功效】消食活血降脂。

【适用人群】早期高血脂人群。

◎ 复方三七饮

【组成】三七 3 克　山楂 24 克　泽泻 18 克　草决明
　　　　15 克　虎杖 15 克

【制法】把上述药物放入锅里，加入适量水，煎煮

可以降脂的单味中药（四）

1.大黄：味苦性寒，有降低血压和胆固醇等作用。生大黄有攻积通便、活血化瘀作用。尤适用于偏实证和大便干的高血脂病人。

2.红花：味辛性温，有扩张冠状动脉、降低血压以及降低血清总胆固醇、甘油三脂的作用。

3.银杏叶：有降低血清胆固醇、扩张冠状动脉的作用。对治疗高血压、高脂血症和冠心病心绞痛有一定作用。单用或配川芎、红花，用量每天5～10克。

哪些食物属于低脂食物呢？

膳食中有许多低脂低糖食物，如荞麦、燕麦（两种麦类均可降血压、降血脂、降血糖）、小米、薯类、苦瓜、冬瓜、菠菜、胡萝卜、茼蒿、芹菜、香菜、空心菜、荠菜、蕨菜、苋菜、油菜、马齿苋、荸荠、茭白、竹笋、茄子、枸杞、紫菜、海蜇皮、海参、淡菜、各种有鳞的海鱼、蛇肉、龟、鳖、鲍鱼、去皮的禽畜肉、黑木耳、白木耳、黑芝麻、番石榴、西红柿等。

15 ~ 20 分钟即可。

【用法】每天 1 剂，分 2 次服，早晚各 1 次。

【功效】消食活血，利湿降脂。

【适用人群】早期高血脂人群。

第十六节　痛　风

痛风是由多种原因引起的长期嘌呤代谢紊乱、血尿酸增高引起组织损伤的一组特异性疾病。临床特点是：高尿酸血症，特征性急性关节炎反复发作，痛风石，严重的会导致关节活动障碍和畸形、间质性肾炎、尿酸性尿路结石等。痛风常伴腹型肥胖、高脂血症、高血压、2 型糖尿病和心血管病等表现。痛风多见于中年男性，女性仅占 5%，主要是绝经后女性。现在在我国，痛风的发生有年轻化的趋势。

痛风是一种需要长期治疗和调养的疾病，如果日常饮食得当，那么就能控制病情，改善体质；如果管不住嘴，或者不知道饮食禁忌，那么就容易引起疾病发作甚至加重。所以，对于痛风患者的调养，首先应该了解日常食物的分类。

根据嘌呤含量，可以把食物分为低嘌呤食物（每 100 克食物含嘌呤 < 25 毫克）、中等嘌呤食物（每 100 克食物含嘌呤 25 ~ 150 毫克）和高嘌呤食物（每 100 克食物含嘌呤 150 ~ 1000 毫克）三类。

1. 可吃的低嘌呤食物

①主食类：米（大米、玉米、小米、糯米等）、麦（大麦、小麦、燕麦、荞麦、麦片等）、面类制品（精白粉、富强粉、面条、玉米面、馒头、面包、饼干、蛋糕）、苏打饼干、黄油小点心、淀粉、高粱、通心粉、土豆、红薯、粉丝、荸荠等。

②奶类：鲜奶、炼乳、奶酪、酸奶、麦乳精、奶粉、冰淇淋等。

③肉类和蛋类：鸡蛋、鸭蛋、皮蛋、猪血、鸭血、鸡血、鹅血等。

④蔬菜类：白菜、卷心菜、莴笋、苋菜、雪里红、茼蒿、芹菜、芥菜叶、韭菜、韭黄、西红柿、茄子、

瓜类（黄瓜、冬瓜、丝瓜、南瓜、苦瓜等）、萝卜（包括胡萝卜、萝卜干等）、甘蓝、葫芦、青椒、洋葱、葱、蒜、姜、木耳、榨菜、辣椒、泡菜、咸菜等。

⑤水果类：苹果、香蕉、红枣、黑枣、梨、芒果、橘子、橙、柠檬、葡萄、石榴、桃、枇杷、菠萝、桃子、李子、金柑、西瓜、木瓜、香瓜、葡萄干、龙眼干。

⑥饮料：苏打水、可乐、汽水、矿泉水、茶、果汁、咖啡、麦乳精、巧克力、可可等。

⑦其他：西红柿酱、花生酱、果酱、酱油、蜂蜜、油脂类（瓜子、植物油、黄油、核桃、榛子）、薏苡仁、糖、海蜇、海藻、动物胶或琼脂制的点心和调味品。

2. 宜限量的中等嘌呤食物

①豆类及其制品：豆制品（豆腐、豆腐干、乳豆腐、豆奶、豆浆）、干豆类（绿豆、红豆、黑豆、蚕豆）、豆苗、黄豆芽。

②肉类：鸡肉、野鸡、火鸡、斑鸡、石鸡、鸭肉、鹅肉、鸽肉、鹌鹑肉、猪肉、猪皮、牛肉、羊肉、狗肉、鹿肉、兔肉。

③水产类：草鱼、鲤鱼、鳕鱼、比目鱼、鲈鱼、梭鱼、刀鱼、螃蟹、鳗鱼、鳝鱼、香螺、红鲶、红鲋、鲍鱼、鱼丸、鱼翅。

④蔬菜类：菠菜、笋（冬笋、芦笋、笋干）、豆类（四季豆、青豆、菜豆、豇豆、豌豆）、海带、金针、银耳、蘑菇、罗勒、菜花、龙须菜。

⑤油脂类及其他：花生、腰果、芝麻、栗子、莲子、杏仁。

3. 禁忌的高嘌呤食物

①豆类和蔬菜类：黄豆、扁豆、紫菜、香菇。

②肉类：肝（猪肝、牛肝、鸡肝、鸭肝、鹅肝）、肠（猪肠、牛肠、鸡肠、鸭肠、鹅肠）、心（猪心、牛心、鸡心、鸭心、鹅心）、肚和胃（猪肚、牛肚、鸡胃、鸭胃、鹅胃）、肾（猪肾、牛肾、羊肾）、肺、脑、胰、肉脯、浓肉汁、肉馅等。

③水产类：鱼类（鱼皮、鱼卵、鱼干、沙丁鱼、凤尾鱼、鲭鱼、鲢鱼、乌鱼、鲨鱼、带鱼、海鳗、扁鱼干、鲳鱼）、贝壳类（蛤蜊、牡蛎、蚝、淡菜、干贝）、虾类（草虾、金勾虾、小虾、虾米）、海参。

④其他：酵母粉、各种酒类（尤其是啤酒）。

除此以外，我们还有一些很简单的小药方推荐给您，可以帮助解决一些困扰痛风患者的症状、降低尿酸等。您不妨试试。

◎ 痛风茶饮

【组成】车前子 15 克　马齿苋 15 克　土茯苓 20 克　茵陈 15 克

【制法】把以上中药煎煮 20 分钟，滤汁后加冰糖即可。

【用法】代茶频饮。

【功效】清热利湿，降低尿酸。

【适用人群】痛风伴小便不利、尿酸高的人。

专家提示　痛风患者要禁酒！酒精容易使体内乳酸堆积，对尿酸排出有抑制作用，易诱发痛风。

超简单实用的 小偏方

◎ 玉米须茶

【组成】玉米须 500 克

【制法】把玉米须洗净、晒干，剪成 2 厘米长的段备用。每次取 15 克，冲泡。

【用法】代茶频饮。

【功效】清热利尿。

【适用人群】痛风伴肿胀、小便不利、慢性肾炎、高血压的人。

专家提示　中医讲"气行则血行，血行风自灭"，治疗痛风，应以养气、行血和固肾为主，气血通畅，则尿酸不会积聚，可以采用的一些方式有游泳、打太极等。

◎ 萝卜粳米粥

【组成】白萝卜 50 克　粳米 50 克

【制法】把白萝卜洗净，削皮后切块，粳米洗净，煮沸后约 10 分钟加萝卜块，待粥煮稠即成。

【用法】早晚服用。

【功效】下气消胀，消食利膈。

【适用人群】痛风伴腹胀、便秘的人。

专家提示 痛风患者可以多食用蔬菜和水果等碱性食物，既能促进排出尿酸又能供给丰富的维生素和无机盐，以利于痛风的恢复，如土豆、红薯、奶类、柑桔等。

◎ 薏苡仁粥

【组成】薏苡仁 30 克　粳米 50 克

【制法】把薏苡仁和粳米一起洗净，用中火煮沸后改小火，等到粥煮稠即成。

【用法】早晚服用。

【功效】利下焦湿热，健脾益胃。

【适用人群】痛风伴胃溃疡的人。

专家提示 碳水化合物可促进尿酸排出，痛风的患者可经常食用富含碳水化合物的米饭、馒头、面食等。

◎ 土苓粳米粥

【组成】土茯苓 30 克　粳米 50 克

【制法】先把土茯苓煎成药液，再和粳米一起熬成粥即可。

【用法】早晚服用。

【功效】清热解毒，利湿通络。

【适用人群】痛风的人。

专家提示 中药土茯苓可增加血尿酸的排泄。

第十七节　糖尿病

糖尿病，属于中医学"消渴"病的范畴，是一种常见、多发的慢性病。中医经典著作《黄帝内经》中关于"脾瘅"、"消渴"、"消瘅"的记载，可以说是对糖尿病最早的认识，距现在已有几千年了。既然中医这么早就对糖尿病有了认识，那让我们看看中医对糖尿病有哪些调养的好方法吧。

大家都知道，多数糖尿病都是吃出来的病，所以要控制血糖，避免并发症的产生，首先就要管住自己的嘴，具体怎么做，下面会详细讲到。

另外还有两个方面：运动和起居，对于糖尿病的调理也非常重要。运动的重要性相信大家都已经很清楚了，但是人的体质不同，需要根据体质的不同选择合适的运动方式。比如痰湿体质的人，形体多肥胖，身体沉重困倦，可以根据自己的具体情况循序渐进，但需要长期坚持运动锻炼，可以选择散步、慢跑、乒乓球、羽毛球、网球、游泳、武术以及适合自己的各种舞蹈。患糖尿病的人多体形肥胖，和高血压、高血脂、冠心病的发生具有明显的相关性。因此，要加强机体物质代谢过程，应当做较长时间的有氧运动。运动时间应当在下午阳气极盛之时，运动环境温暖宜人。体重超重，运动能力极差的人，应当进行游泳锻炼。一般体重较大，运动负荷较高时，要注意运动的节奏，循序渐进地进行锻炼，保障人身安全。

阴虚体质的人体内津液精血等亏少，运动时易出现口渴干燥、面色潮红、小便少等，因此只适合做中小强度的锻炼，应重点调养肝肾，如可以坚持打太极拳、八段锦、固精功、保健功等比较柔和的功法，以取得内练生津咽津养阴之功效。也可经常练习传统动静结合的健身项目。锻炼时要控制出汗量，及时补充水分。阴虚的人多消瘦，容易上火，皮肤干燥，可选择游泳锻炼，能够滋润肌肤，减少皮肤瘙痒，但不宜蒸桑拿。静气功锻炼对人体内分泌有双向调节功能，能促进脾胃运化，增加体液的生成，有利于改善阴虚体质。

最后说说起居的调理，这点很多患者并不清楚，也意识不到这些生活上看似不起眼的细节能对人体健康有什么影响。简单地说，中医讲"天人合一"，人生活在天地间，只有顺应自然规律去养生才能获得健康。痰湿体质的人，因为湿性重浊，容易阻滞气机，遏伤阳气，所以居室最好朝阳，保

超简单实用的 小偏方

持房间干燥。平时应多进行户外活动，以舒展阳气，通达气机。衣服应透湿散气，经常晒太阳或进行日光浴，借助自然界之力宣通人体阳气。在湿冷的气候条件下，要减少户外活动，避免受寒淋雨。

属于阴虚的人，怕热喜凉，适应秋冬，夏天会比较难受。尤其要注意"秋冬养阴"的调养原则，居住环境宜安静，选择坐南朝北的房子。阴虚的人应保证充足的睡眠时间，以藏养阴气。工作紧张、剧烈运动、熬夜、高温酷暑的工作环境等则能加重阴虚，所以要尽量避免。特别是冬季，更要注意保护阴精。肾阴是一身之本，要节制房事，惜阴保精。

◎ 葛根粥

【组成】葛根 30 克　粳米 60 克

【制法】把葛根和粳米一起放入锅里，加水煮粥，粥成即可。或用葛根粉，加水煮成糊状也可。

【用法】每天早晚各 1 次。连续服月 1 个月。

【功效】清热生津。

【适用人群】糖尿病患者里以喝水多为主要表现的人。

小贴士

什么是上消、中消、下消？

中医学把消渴病分成上消、中消、下消3种，分别对应了人体的肺、脾、肾。临床表现，上消以多饮为主，就是喝水多，但是吃得多、小便多不是很明显；中消是以多食易饥为主，就是吃的多，但很容易饿；下消以多尿为主，就是小便多。

◎ 乌梅梨汁

【组成】乌梅 3 个　梨 1 个

【制法】把梨去皮切块，和乌梅一起加水煮，煮至梨软糯即可。

【用法】每天早晚各 1 次。

【功效】益胃生津，清热止渴。

【适用人群】糖尿病患者里以喝水多为主要表现的人。

专家提示 梨性凉味甘而微酸，可以生津止渴、清热润肺、化痰止咳。乌梅味酸，可以益胃生津止渴，对于糖尿病口渴的人来讲十分适用。

> **小贴士**
>
> **糖尿病饮食调养总原则**
>
> 通过控制摄入的总热量，使体重努力接近和达到理想重量，并长期维持；适当限制碳水化合物、动物性脂肪，保证必要的优质蛋白质摄入量；适当限盐；保证其他营养成分（微量元素、维生素、纤维素、水分）；戒烟限酒；进食定时定量。

◎ **黄芪炖猪胰**

【组成】黄芪 30 克　猪胰 1 个

【制法】把猪胰洗净后，和黄芪一起放入锅里，加水煮烂后加入适量盐调味即可。

【用法】喝汤吃肉，作为加餐，分餐食用。

【功效】补气益阴。

【适用人群】糖尿病患者里以饮食多、容易饿为主要表现的人。

> **小贴士**
>
> **糖尿病患者的饮食宜忌**
>
> 一般而言，饮食宜清淡，应适当多吃些能宣肺、健脾、益肾、化湿、通利三焦的食物，如薏苡仁、赤小豆、扁豆、蚕豆、花生、海蜇、胖头鱼、鲫鱼、鲤鱼、鲈鱼、橄榄、萝卜、山药、洋葱、豆角、冬瓜、紫菜等。

◎ **山药粥**

【组成】山药 30 克　粳米 60 克

超简单实用的　小偏方

【制法】把山药和粳米一起放入锅里，加水煮粥，粥成即可。或用山药粉，加水煮成糊状也可。

【用法】每天早晚各 1 次，或当作加餐食用。连续服用 1 个月。

【功效】补益脾胃。

【适用人群】糖尿病患者里以饮食多、容易饿为主要表现的人。

专家提示 山药性平味甘，生山药补阴润肺、生津止渴力量更强，用在这里很合适。

> **痰湿体质糖尿病患者的饮食禁忌**
> 糖尿病病人中体形肥胖的痰湿质人，应少吃肥甘、油腻、滋补、酸涩和苦寒食品。如油炸食品、肥猪肉、龟、鳖、燕窝、银耳、芝麻、核桃、板栗、西瓜、桃子、梨、香蕉、枇杷、甘蔗、醋等都应少吃。

◎ 猪胰海参蛋

【组成】海参 30 克　猪胰 1 个　鸡蛋 1 个

【制法】把海参泡发洗净切片，猪胰洗净，两者放入锅里一起炖，炖熟后放入鸡蛋，加少量酱油调味即可。

【用法】喝汤吃肉，分餐食用。

【功效】滋阴补肾，清热降火。

【适用人群】糖尿病患者里以小便频数为主要表现的人。

专家提示 海参性温味甘咸，可以补肾益精、养血润燥，鸡蛋补阴，猪胰降血糖。三者合用，对肾阴不足引起的糖尿病效果不错！

> **阴虚体质糖尿病患者的饮食注意**
> 偏于阴虚的人，可以多吃一些滋补肾阴的食物，如芝麻、糯米、绿豆、乌贼、龟、鳖、海参、鲍鱼、螃蟹、牛奶、水果等。这些食品性味多甘寒或凉，都有滋补机体阴精的功效。适当配合食用一些血肉有情之品（动物性食品），滋补阴血的功效更好。

◎ **枸杞炖兔肉**

【组成】枸杞子 30 克　兔肉 250 克

【制法】把兔肉洗净、切块，和枸杞子一起放入锅里，加水炖熟，加入适量食盐调味即可。

【用法】喝汤吃肉，佐餐使用。隔天吃 1 次。

【功效】补益肝肾。

【适用人群】糖尿病患者里以饮食多、容易饿为主要表现的人。

专家提示　枸杞子性平味甘，可以养阴补血、益精明目、降血糖；兔肉，性凉味甘，可以补中益气、凉血解毒，《本草纲目》中记载兔肉"能治消渴"。两者合用，能滋补肝肾，阴阳双补！

小贴士

阴虚火旺的糖尿病患者饮食该注意什么？

忌吃辛辣刺激性食品、温热香辣食品、煎炸爆炒之品、性热上火食物、脂肪含量过高的食物。

第十八节　肾　炎

说到肾炎，很多人也许以为这个病就跟肺炎、胃炎一样，很常见，殊不知一旦演变成肾功能衰竭（也就是尿毒症）时，它对人类的危害程度就不亚于某些癌症。肾损害可以发生于任何年龄阶段，常见的有急性肾炎、慢性肾炎、尿路感染等。下面我们介绍几种药方供大家参考。

◎ **玉米须茶**

【组成】玉米须 50 克　冰糖适量

【制法】把玉米须洗净放入锅里，加清水适量，放入冰糖，煎汤即可。

【用法】代茶饮。

【功效】泄热利尿，平肝利胆。

【适用人群】慢性肾炎、高血压等患者。

◎ 黄芪红茶

【组成】黄芪 20 克　红茶 2 克

【制法】把黄芪放入锅里，加清水 500 克，煮 5 分钟，去渣取汁，放入红茶即成。

【用法】代茶饮。

【功效】补气健脾，利水消肿。

【适用人群】慢性肾炎患者。

◎ 双草茶

【组成】鱼腥草 60 克　车前草 60 克

【制法】把鱼腥草、车前草放入锅里，加清水 500 克，煮 5 分钟，去渣取汁即成。

【用法】代茶饮。

【功效】清热解毒，利水消肿。

【适用人群】肾炎水肿明显兼舌苔黄腻的患者。

专家提示　肾炎轻症患者合并血浆蛋白降低时，可适当吃一些高蛋白食物，如鱼类、肉类、蛋类、奶类、豆及豆制品等，同时，还要吃新鲜蔬菜和水果。

◎ 赤豆桑白皮汤

【组成】赤小豆 60 克　桑白皮 15 克

【制法】把桑白皮、赤小豆放入锅里，加清水 500 克，煮 5 分钟，去渣取汁即成。

【用法】代茶饮。

【功效】清热解毒，利水消肿。

【适用人群】慢性肾炎身体略有浮肿、尿检又常有少许脓细胞的患者。

◎ 茅根煮赤豆

【组成】白茅根 250 克　赤小豆 120 克

【制法】把白茅根、赤小豆放入锅里，加水煮至水干，除去茅根即成。

【用法】把赤小豆分数次嚼着吃完。

【功效】清热解毒，利水消肿。

【适用人群】急、慢性肾炎患者。

◎ 黄芪茯苓粥

【组成】黄芪 15 克　茯苓 15 克　大米 100 克

【制法】把黄芪切碎，茯苓切成小块，和大米一起熬成粥后食用。

【用法】早晚服用。

【功效】益气健脾，利水渗湿。

【适用人群】肾炎蛋白尿伴水肿，表现为脾气不足的患者。

◎ 白茯苓粥

【组成】白茯苓粉 15 克　大米 100 克　味精　胡椒粉少许

【制法】把大米淘洗干净，和茯苓粉一起放入锅里，加清水适量，用大火烧沸后，转用小火煮至米烂，加入味精、胡椒粉，搅匀即成。

【用法】早晚服用。

【功效】补益脾胃，利水消肿。

【适用人群】慢性肾炎患者。

　专家提示　本病无论轻重如何，都应该少吃或不吃含盐食物，以免水钠潴留，加重水肿。

◎ 葱白紫苏粥

【组成】葱白 3 ～ 5 段　紫苏叶 10 克　大米 100 克

【制法】先把大米熬粥，快熟时加入葱白、紫苏叶，盖紧盖焖一会儿即可。

【用法】宜趁热食用，每天 1 餐。

【功效】通阳，利水，消肿。

【适用人群】脾肾阳虚而有水肿的患者。

◎ 薏米粥

【组成】薏苡仁 30 克　粳米 100 克

【制法】把薏苡仁、大米洗净，放入锅里，加清水适量熬粥。

【用法】早晚服用。

【功效】健脾益胃，利水消肿。

【适用人群】肾病水肿且表现为脾气不足、食欲不好、大便稀软的人。

◎ 黑芝麻茯苓粥

【组成】黑芝麻 5 克　茯苓 20 克　大米 60 克

【制法】把茯苓切碎，放入锅里煎汁，再放入黑芝麻、大米煮粥即成。

【用法】每天 2 次，早、晚餐服用，连服 15 天。

【功效】健脾益气，补益肝肾。

【适用人群】慢性肾炎精神萎靡的人。

◎ 花生蚕豆汤

【组成】花生米 120 克　蚕豆 200 克　红糖 50 克

【制法】把花生米、蚕豆放入锅里，加清水适量，用小火熬煮，当水呈棕红色浑浊时，调入红糖即成。

【用法】佐餐食用。

【功效】益气，除湿，化浊。

【适用人群】慢性肾炎气虚湿浊的人。

专家提示　肾炎患者应避免吃刺激性食物，烟酒宜戒，尤其是烈性酒更应禁忌。

◎ 黑豆山药黄芪汤

【组成】黑豆 50 克　山药 50 克　黄芪 30 克　茯苓 15 克　甘草 10 克　白糖适量

小贴士

肾炎患者的饮食注意

浮肿明显、尿量逐渐减少的人，可以多吃萝卜、冬瓜、丝瓜、赤豆、黑豆、鲫鱼、竹笋、西瓜等利尿作用较强的食物；尿检有红细胞的人，可以吃荠菜、茄子、花生仁、白茅根、连节藕等有止血作用的食物；肾炎伴有高血压的人，可以常吃海蜇、芹菜、菠菜、番茄、木耳、鲜玉米、荸荠等有降压作用的食物

【制法】把黄芪、茯苓、甘草一起放入砂锅，加水煎煮 30 分钟，去渣取汁。把黑豆、山药洗净，加入药汁里，同煮至熟烂，加白糖调味即成。

【用法】佐餐食用。

【功效】补脾强肾，固摄精气。

【适用人群】慢性肾炎患者。

◎ 鲤鱼益母汤

【组成】鲜鲤鱼 1 条　益母草 10 克　鲜姜 3 片

【制法】把鲜鲤鱼去鳞和内脏，切成段，和益母草、鲜姜一起放入锅里，加清水适量，煮 1 小时，去渣取汁即成。

【用法】每次服用约 200 毫升，每天 2 次。

【功效】益气活血，利水消肿。

【适用人群】慢性肾炎气虚血瘀患者。

◎ 何首乌鲤鱼汤

【组成】活鲤鱼 1 条（约 500 克）　何首乌 3 克　生姜 3 克　精盐　黄酒各适量

【制法】把鲤鱼除去苦胆，保留内脏，不刮鳞，切成段。砂锅里加水，放入何首乌，用小火熬煮 1 小时，去渣留汁待用。另取锅加水 3 碗，放入鲤鱼，用大火烧沸，下精盐、生姜、料酒，小火炖 2 小时左右，加入何首乌汁煮沸即成。

【用法】佐餐食用。

【功效】补肝益肾，利水消肿。

【适用人群】慢性肾炎水肿、肝硬化腹水等患者。

◎ 红小豆乌鸡汤

【组成】乌骨雌鸡 1 只　红小豆 100 克　黄酒 15 克　精盐适量

【制法】把乌骨鸡开腹去内脏，洗净。红小豆洗净后，塞满鸡腹，淋上黄酒，用线缝合，撒上少

超简单实用的 小偏方

许精盐，上锅隔火蒸熟即成。

【用法】佐餐食用。

【功效】补肝肾，益气血，利水消肿。

【适用人群】轻症慢性肾炎水肿和体质虚弱的人。

◎ 鸭肉芡实扁豆汤

【组成】老母鸭 1500 克　白扁豆 80 克　芡实 60 克　黄酒 30 克　植物油适量

【制法】把老母鸭洗净，取肉切块，下入油锅里煸炒 3 分钟，淋入黄酒，加冷水浸没，上火烧沸，放入精盐慢炖 2 小时，倒入扁豆和芡实，再煨 1 小时即成。

【用法】佐餐食用。

【功效】滋阴补虚，除湿益肾。

【适用人群】慢性肾炎和肾虚盗汗、遗精患者。

◎ 冬瓜牡蛎排骨汤

【组成】牡蛎 100 克　冬瓜 600 克　排骨 400 克　生姜 2 片　葱 1 根　红枣 6 个　精盐适量

【制法】把红枣洗净去核，冬瓜刮去皮洗净。把排骨放入沸水里煮 5 分钟，捞起洗净。把牡蛎用清水浸泡 10 分钟，洗净放入大汤碗里，加入沸水，加盖焖 30 分钟，取出沥干水分。砂锅置火上，放油烧热，下生姜片、葱段爆香，加入牡蛎爆香，取少量热水洗去油脂。煲里加适量的清水烧沸，放入全部食材，用大火烧沸后转用小火煲 3 小时，加精盐少许调味即成。

【用法】佐餐食用。

【功效】滋阴养血，利尿消毒。

【适用人群】慢性肾炎患者。

专家提示　重症肾炎患者合并尿毒症时，不应吃高蛋白食物，以免加重病情。

第十九节　贫　血

不少人以为贫血是一种疾病，其实贫血并不是疾病，它只是伴随各种疾病的一种症状。所谓贫血是指循环血液单位容积里的血红蛋白、红细胞计数或红细胞比容（压积）低于正常值的下限，是指血红蛋白含量男性低于 120g/L、女性低于 110g/L。贫血患者一般面色苍白、身体乏力、活动后心慌气短、头晕失眠、身体抵抗力低，容易被病毒细菌感染。那么怎么改善贫血症状呢？下面介绍一些简单的方子。

小贴士

补血佳品——动物肝脏

动物肝脏的铁和蛋白质含量都很高，还含丰富的维生素和矿物质，可以认为是治疗贫血的良药。但有些人难以接受肝脏的气味，常把肝脏里的血液全部挤出，反复洗涤，这是不可取的。正是肝脏里的血液含有更丰富的营养成分。为了减轻气味，可与葱、姜、蒜一起烹制。

◎ **首乌红枣粥**

【组成】制首乌 60 克　红枣 3 ~ 5 个　粳米 100 克

【制法】先用制首乌煎取浓汁去渣，加入红枣和粳米煮粥，快熟时，放入红糖适量，再煮一二沸即可。

【用法】热温服，每天早晚各 1 次。连续服用 1 个月。

【功效】滋补肝肾，养血理虚。

【适用人群】贫血、平时体质虚弱的人。

专家提示　何首乌忌铁器，所以煎汤煮粥时需要使用砂锅、瓦罐或搪瓷锅、玻璃锅等。

◎ **龙眼红枣粥**

【组成】龙眼肉 15 克　红枣 3 ~ 5 个　粳米 100 克

【制法】把龙眼、红枣和糯米一起煮粥，粥成即可。

【用法】早晚服用，连续服用 1 个月。

【功效】补养心脾，滋补强壮。

【适用人群】贫血、平时体虚的人。

超简单实用的　小偏方

贫血者的日常注意事项

　　饮食营养要合理，食物必须多样化，食谱要广，不应偏食；忌食辛辣、生冷、不易消化的食物；饮食要有规律、有节制，严禁暴饮暴食；应注意劳逸结合，进行适当的体育活动。

◎ 莲子桂圆汤

【组成】莲子　龙眼肉各 30 克　红枣 20 克　冰糖适量

【制法】把莲子泡发后去皮、心洗净，和洗净的龙眼肉、红枣一起放入砂锅里，加水适量煮至莲子酥烂，加冰糖调味。

【用法】睡前喝汤吃莲子、红枣、龙眼肉，每周服用 1 ~ 2 次。

【功效】补心血，健脾胃。

【适用人群】贫血乏力、神经衰弱、心慌、健忘、睡眠不安的人。

常见的补血食物（一）

　　1. 黑芝麻：补益肝肾，养血益精，"润养五脏之药也"。

　　2. 红枣：养胃健脾，补血安神，又能调和营卫，促生津液，助益十二经络，对于贫血、面白、气血不足有很好的调养作用。

　　3. 猪肝：血虚或者缺铁性贫血的人平时可以多吃点猪肝炒菠菜。

◎ 杞子红枣煲鸡蛋

【组成】枸杞子 20 克　红枣 10 个　鸡蛋 2 个

【制法】上 3 种食材一起煮，蛋熟后去壳再一起煮 10 分钟。

【用法】吃蛋喝汤，每天或隔天 1 次。

【功效】补虚劳，益气血，健脾胃。

【适用人群】贫血的人，还可用于体质虚弱、头晕眼花、健忘失眠、视力减退的人。

◎ 银耳南瓜补血汤

【组成】南瓜 200 克　干莲子 20 克　银耳 2 朵　红枣 15 个　冰糖　适量水

【制法】先把银耳用温水泡发约 30 分钟；南瓜去皮切滚刀块；莲子洗净去苦心；红枣洗净。砂锅水烧开，先放银耳和莲子，小火煮 15 分钟，再放红枣煮 5 分钟，最后放南瓜，煮至变软即可。

【用法】直接食用。

【功效】补气血，健脾胃。

【适用人群】贫血的人，还可用于体质虚弱、头晕眼花、健忘失眠、视力减退的人。

> **小贴士**
>
> **常见的补血食物（二）**
>
> 1. 藕：味甘性寒，生吃可以清热凉血、止血散瘀，熟吃可以健脾胃养血。
>
> 2. 胡萝卜：补血养肝，健脾化滞，补中下气。入肝、脾、肺经，是补血和改善脾虚的上好食物，尤其能改善肝血亏虚引起的视力下降、夜盲症等。对于脾虚饮食停滞引起的消化不良和打嗝也有很好的改善作用。

◎ 羊骨粳米粥

【组成】新鲜羊骨 2 斤　粳米 200 克

【制法】羊骨洗净捶碎，加水熬汤，去渣后和粳米一起煮成粥。

【用法】每天 1 次，10 ～ 15 天为一疗程。

【功效】补肾壮骨。

【适用人群】贫血的人和平时体虚的人。

◎ 猪肝粥

【组成】猪肝（其他动物肝脏也可）100 ～ 150 克　粳

> **小贴士**
>
> **常见的补血食物（三）**
>
> 1. 桂圆肉：益心脾，补气血，对脾气不足、心血亏虚、心悸失眠有疗效。
>
> 2. 黑豆：益肾生髓化血，增强脾胃运化功能。肾虚、血虚的人多吃有益，经常食用可防老抗衰、增强活力。
>
> 3. 黑木耳：养阴补血，润肺明目。

米 100 克

【制法】先把猪肝洗净切碎，和粳米一起入锅，加水 1000 克和葱、姜、油、盐各适量，先用旺火烧开，再转用小火熬煮成稀粥。

【用法】每天 1 次，10 ～ 15 天为一疗程。

【功效】益血补肝明目。

【适用人群】贫血的人，血虚萎黄、慢性肝炎、夜盲、青光眼的人。

◎ 当归羊肉汤

【组成】山羊肉 400 克　黄芪　党参　当归各 25 克（纱布袋装）

【制法】把羊肉、黄芪、党参、当归一起放砂锅里，加水 1000 毫升，文火煨煮，至羊肉烂时放入生姜 25 克和食盐适量。

【用法】吃肉喝汤，经常食用。

【功效】益气养血，健脾补肾。

【适用人群】脾肾阳虚的贫血患者。

小贴士

常见的补血食物（四）

1. 乌鸡：甘平，补虚损，养阴血，大补气血，适用于阴血不足的人。但也不能吃太多，一个月最多两次。

2. 红糖：益气补血，健脾暖胃，缓中止痛，活血化瘀。性温，适合怕冷、体质虚寒的人食用。胃炎、胃溃疡引起的胃痛和糖尿病患者不宜食用。

◎ 粳米薏仁粥

【组成】粳米 100 克　薏苡仁 50 克　红枣 15 个

【制法】一起煮成粥。

【用法】食用时加适量白糖，早晚服用。

【功效】健脾养血。

【适用人群】贫血的人，平时体虚的人。

◎ 猪肝炒菠菜

【组成】猪肝 150 克　菠菜适量

【制法】猪肝洗净切片和淀粉、盐、酱油、味精适量调匀，放入油锅里和焯过的菠菜炒熟；或用猪肝 50 克洗净切片，放入沸水里煮至快熟时，放入菠菜，煮熟后加入调料。

【用法】吃肝、菠菜，喝汤。

【功效】补肝养血。

【适用人群】贫血的人，平时体虚的人，尤其是缺铁性贫血患者。

专家提示　富含铁的食物包括鸡肝、猪肝、牛羊肾脏、瘦肉、蛋黄、海带、黑芝麻、芝麻酱、黑木耳、黄豆、蘑菇、红糖、油菜、芹菜等。

第二十节　中　暑

夏天来临时，天气酷热难当，特别是进入盛夏后，湿度明显增大，空气流通性差，更加显得闷热异常，当人们在夏天长时间受到强烈阳光的照射，或停留在闷热潮湿的环境里，以及在炎热的天气里长途行走、过度疲劳等情况下，都容易导致中暑的发生。夏天气候炎热，怎么预防中暑呢？中暑之后，又可以采取什么方法治疗呢？下面我们提供一些简单的方法。

◎ 银菊茶

【组成】金银花　菊花各 3 克　蜂蜜适量

【制法】把两药洗净晾干，沸水泡开即可。

【用法】代茶频饮。

【功效】清凉解暑，清热解毒。

【适用人群】炎热气候条件下容易中暑的人。

◎ 竹叶茶

【组成】竹叶 50 ～ 100 克

【制法】把竹叶洗净，加水煎煮 10 分钟即可。

【用法】代茶饮。

【功效】清凉解暑，利尿除烦。

【适用人群】炎热气候条件下容易中暑的人。

专家提示　竹叶甘淡寒，有清热除烦、生津利尿的作用，竹叶茶是民间盛行的夏季清凉饮料。

◎ 银竹茶

【组成】银花　连翘　鲜竹叶各 10 克

【制法】把以上 3 药加水煎煮 10 分钟即可。

【用法】代茶饮。

【功效】祛暑除烦，清热解毒。

【适用人群】炎热气候条件下容易中暑的人。

◎ 绿豆酸梅汤

【组成】绿豆 150 克　酸梅 100 克

【制法】把绿豆、酸梅加水煮烂，加适量白糖即可。

小贴士

热天生活注意事项

天气炎热时，应注意保障休息睡眠、合理搭配营养、及时诊治疾病；采取穿浅色或素色的服装、戴遮阳帽等防晒措施，尽量避免长时间被阳光曝晒。

小贴士

暑天几块瓜，药剂不用抓

夏天多吃西瓜等水果解暑效果最佳。其中西瓜果肉含维生素、蛋白质、氨基酸、葡萄糖等多种成分，有清热解暑的功效，用来治疗咽喉疼痛、口腔发炎都很有功效，就连西瓜皮、西瓜子，其实都是可以食用且有药效的宝贝。

【用法】晾凉饮用，代茶饮。

【功效】清热解暑，止渴生津。

【适用人群】炎热气候条件下容易中暑的人。

夏天食疗吃鸭肉

　　鸭肉味甘咸性微寒，有滋阴养胃、清肺补血、利水消肿的功效，可用于血晕头痛、阴虚失眠、肺热咳嗽、肾炎水肿、小便不利、低热等症。《本草纲目》称鸭肉"主大补虚劳，最消毒热，利小便，除水肿，消胀满，利脏腑，退疮肿，定惊痫。"鸭肉不仅富含人在夏天急需的蛋白质等养料，而且能防疾疗病。

◎ 西瓜翠衣汤

【组成】西瓜翠衣 100 克　冰糖适量

【制法】把西瓜洗净后切下薄绿皮，加水煎煮 30 分钟，加适量冰糖即可。

【用法】晾凉饮用，代茶饮。

【功效】清热解暑。

【适用人群】炎热气候条件下容易中暑的人。

家庭应常备的防暑药物

　　1. 藿香正气水：能解表化湿、理气和中。适于暑天因受寒所致的头昏、腹痛、呕吐、腹泻突出的人。

　　2. 仁丹：能清暑开窍，辟秽化浊。主治中暑受热引起的呕吐、烦躁恶心、胸中满闷、头目眩晕，也可用于晕车晕船、水土不服。

　　3. 清凉油：能清暑解毒。可治疗暑热引起的头昏头痛，或因贪凉引起的腹泻。

　　4. 十滴水：能清热温中、和胃止痛。治疗中暑引起的头晕、恶心、腹痛、胃部不适。

◎ 椰汁银耳羹

【组成】银耳 30 克　椰汁 125 克

【制法】银耳洗净后用温水发开，除去硬皮，和椰汁、冰糖加水适量煮沸即成。

【用法】晾凉饮用。

【功效】养阴清热解暑。

【适用人群】炎热气候条件下容易中暑的人。

◎ 菊决槐花茶

【组成】白菊花　决明子　槐花各 10 克

【制法】把上药加水煎煮 10 分钟即可。

【用法】代茶饮。

【功效】疏风清热，泻火解毒。

【适用人群】炎热气候条件下容易中暑的人。

小贴士

中暑的处理

中暑后，一般病人如果及时休息降温、补充水和盐分，短时间内即可恢复。对于重症中暑，有高热不退、神志不清、抽搐等症状者，应立即拨打120电话，求助医务人员紧急救治。

小贴士

夏季进补以清补为佳

夏季进补的食谱应以清热化湿、清心补脾为主。这是因为在炎热的夏季若用滋腻温热的补品，如阿胶、鹿茸、红参、附子、首乌、熟地等反而会火上浇油，适得其反，最好选择益气养阴生津的补品，如太子参、枸杞子、北沙参、麦冬、西洋参等，也可配上夏季常用的兔肉、鸭肉、鲫鱼、冬瓜、黄瓜、绿豆、莲子、薏苡仁等。

◎ 枸杞五味茶

【组成】枸杞子 10 克　五味子 3 克

【制法】把上药用沸水冲泡。

【用法】代茶饮。

【功效】生津止渴，益气养阴。

【适用人群】炎热气候条件下容易中暑的人。

专家提示　湿热较重的人、形体肥胖痰多的人、有湿疹的人不宜饮用这个茶哦。

◎ 银花薄荷茶

【组成】金银花　绿豆衣各 10 克　薄荷 6 克

【制法】把上药用沸水冲泡。

【用法】代茶饮。

【功效】疏风清热，解毒利尿。

【适用人群】炎热气候条件下容易中暑的人。

◎ 竹莲茶

【组成】鲜竹叶心　莲子心　麦冬　鲜佩兰各 6 克

【制法】把上药用沸水冲泡。

【用法】代茶凉饮。

【功效】清热解暑，养阴化湿。

【适用人群】炎热气候条件下容易中暑的人。

◎ 藿香茶

【组成】藿香　佩兰各 10 克　茶叶 6 克

【制法】把上药用沸水冲泡，即可。

【用法】代茶饮。

【功效】祛暑化湿和中。

【适用人群】炎热气候条件下容易中暑的人。

专家提示　藿香茶适用于流感和轻度中暑的患者，是夏季的防暑佳饮。

超简单实用的 小偏方

◎ 荷叶茶

【组成】带梗鲜荷叶 30 克

【制法】把荷叶切碎，沸水冲泡 20 分钟。

【用法】代茶饮。

【功效】消暑宽胸，生津止渴。

【适用人群】炎热气候条件下容易中暑的人。

◎ 薄荷茶

【组成】薄荷 4 克　藿香　淡竹叶各 3 克　车前草 5 克

【制法】把上药加水煎汤。

【用法】代茶饮。

【功效】消暑清热。

【适用人群】炎热气候条件下容易中暑的人。

专家提示　薄荷茶是夏令防暑较理想的保健茶，可经常饮用。

◎ 双叶茶

【组成】鲜荷叶 1 张　鲜竹叶 30 克　绿茶适量

【制法】把荷叶、竹叶切碎,和绿茶一起用沸水冲泡10分钟即可。

【用法】代茶饮。

【功效】清热祛暑。

【适用人群】炎热气候条件下容易中暑的人。

专家提示　双叶茶适用于先兆中暑和轻度中暑的人。

◎ 双花茶

【组成】金银花　白菊花各 15 克

小贴士

"小暑黄鳝赛人参"

民间有"小暑黄鳝赛人参"的说法，小暑前后1个月的鳝鱼最为滋补，中医学认为黄鳝性温味甘，具有补中益气、补肝脾、除风湿、强筋骨等作用，小暑时节最宜吃黄鳝，可以预防夏季食物不消化引起的腹泻，还可以保护心血管。另外，夏季是风湿性关节炎、慢性支气管炎的缓解期，吃些黄鳝还有冬病夏治的作用。

小贴士

夏天多食醋

醋味酸微苦，性温，有散瘀、止血、解毒、杀虫等功效。夏天天气酷热出汗多，多吃点醋，能帮助消化和吸收，增进食欲。同时吃点醋有助于解除疲劳，保持充沛的精力。但感冒发热时不宜喝醋，因为醋有收敛作用，不利于感冒的康复。

【制法】把金银花、白菊花一起用沸水冲泡10分钟即可。

【用法】代茶饮。

【功效】清热祛风，解毒祛暑。

【适用人群】炎热气候条件下容易中暑的人。

第二十一节　口腔溃疡

口腔溃疡又叫口疮，是口腔里的黏膜发生的黄白色、如豆子大小的溃烂点，一般边缘颜色是红的，中心处有黄绿色溃烂点，疼痛。口腔溃疡虽然是小毛病，但是影响日常进食，让人觉得很痛苦，那么怎么解决这些问题呢？您不妨试试下面这些小方子。

小贴士

中医学认为萝卜性凉味甘辛，具有通气行气、健胃消食、清热生津的功效，鲜藕性寒味甘，具有清热凉血散瘀的功效。两者合用，可以清热生津、凉血散瘀，用来治疗口疮正合适。

◎ 萝卜鲜藕汁

【组成】生萝卜2个　鲜藕500克

【制法】把萝卜、鲜藕洗净，切片榨汁即可。

【用法】每天饮用。

【功效】清热生津，凉血散瘀。

【适用人群】口腔溃疡、平时容易上火的人。

专家提示　口腔溃疡时不宜食用辣椒、葱、姜、蒜等辛辣升阳的食物，以免助火上炎，影响疮口愈合。

◎ 萝卜汁绿豆汤

【组成】萝卜1个　绿豆50克

【制法】把萝卜洗净、切片、榨汁；绿豆洗净，用清水泡20分钟后放入锅里，加水煮至豆熟烂，加入冰糖调味，待冷却后倒入萝卜汁，搅匀即可。

【用法】每天饮用。

【功效】清热解毒，行气利水。

【适用人群】口腔溃疡、容易上火的人。

专家提示 油炸、烧烤、油煎等方法制作的食品易助热生燥，影响溃疡愈合，同时由于这些食物大多比较坚硬，会刺激溃疡，加重疼痛，所以口腔溃疡期间要禁食。

> 中医学认为萝卜具有通气行气、健胃消食、清热生津的功效，绿豆具有清热解暑、利水解毒的作用。两者合用，可以清热解毒，行气利水。

◎ 山药沙参粥

【组成】沙参 50 克　山药 50 克　绿豆 30 克　桑椹 20 克　粳米 100 克

【制法】把沙参、山药、绿豆、桑椹、粳米洗净，倒入锅里，加适量水煮粥，粥成即可，也可加入适量冰糖调味。

【用法】早晚服用，连服半马。

【功效】益气养阴，健脾和胃。

【适用人群】口腔溃疡兼有气阴两虚表现的人。

专家提示 口腔溃疡时宜清淡饮食，多吃蔬菜、水果，保持大便通畅。蔬菜水果具有清热生津的作用。同时口腔溃疡往往和体内微量元素、B 族维生素缺乏有关，而新鲜蔬菜水果里含有的大量微量元素、B 族维生素可以帮助口腔溃疡的愈合。

> 中医学认为山药可以益气养阴，能补肺脾肾之阴，沙参具有清肺养阴、益胃生津的功效，绿豆可以清暑热、利水湿，桑椹具有滋阴补血、生津润肠的功效，粳米补中益气、健脾和胃。五药合用，具有益气养阴、健脾和胃的功效。

◎ 玄参二冬粥

【组成】玄参　麦冬　天冬各 10 克　粳米 70 克

【制法】把玄参、麦冬、天冬放入锅里，加入适量水，煎煮 10 分钟，去渣取汁；把粳米洗净、倒入锅里，加药汁、水煮粥，粥成即可，也可加入适量冰糖。

【用法】早晚服用，连服 7 ~ 10 天。

【功效】清热降火，养阴润燥。

【适用人群】口腔溃疡的人。

专家提示 口腔溃疡时不要吃酸性食物，忌烟酒、可乐和兴奋性饮料。

小贴士

中医学认为玄参具有清热解毒养阴的功效，麦冬可以润肺养阴、益胃生津、清心除烦，天冬可以清泻肺火、滋阴润燥，粳米可以补中益气、健脾和胃。四药合用，具有清热降火、养阴润燥的功效。

◎ 生地莲子汤

【组成】生地 9 克　莲子心 6 克　生甘草 6 克

【制法】把上述 3 味药物放入锅里，加入适量水，煎煮 10 分钟即可。

【用法】每天饮用。

【功效】清热泻火，凉血解毒，养阴生津。

【适用人群】口腔溃疡、容易上火的人。

专家提示 容易口腔溃疡的人平时应该多喝水，多吃富含粗纤维的食物如各种绿叶蔬菜等，大便秘结的人可以服用蜂蜜通便，务必保持大便通畅，这样脏腑的火热之气就不会往上走，口腔溃疡也就不容易发生了。

小贴士

中医学认为生地可以清热凉血、养阴生津，莲子心味苦，可以清心泻火，生甘草味甘，可以清热解毒、补益脾气、缓急止痛、缓和药性。三药合用，可以清热泻火、凉血解毒、养阴生津。

第二十二节　过敏性鼻炎、急慢性鼻炎

　　每到季节交替时，尤其在北方地区，天气干燥、多风，昼夜温差变化较大，同时由于空气污染的日益严重，就到了急性鼻炎、季节性过敏性鼻炎等疾病的高发期，尤其这些年不断出现的雾霾天气更是一大诱发因素。

　　过敏性鼻炎是一种变态反应性的炎症，又叫变态反应性鼻炎、血管舒缩性鼻炎。临床表现是阵发性的鼻痒、打喷嚏，急性发作时流出大量清水样鼻涕，缓解时鼻涕少而稠，如果并发感染，那么就会流黄脓鼻涕，间歇或者持续性、单侧或者双侧鼻塞，嗅觉减退甚至消失，头疼耳鸣，流泪，声音嘶哑，慢性咳嗽等。中医学认为过敏性鼻炎多数都是由于脾肺气虚导致的，患者往往容易疲倦，不想说话，气短声低，面色白，爱出汗，胃口差，肚子胀，大便稀，更严重的则会有脾肾阳虚的表现。治疗往往采用温补肺气、祛散风寒、补肾健脾、升阳利湿等方法，增强抵抗力，改善体质，减少发作。

　　急性鼻炎是由病毒感染引起的鼻黏膜的急性炎性疾病，又叫"感冒"、"伤风"。症状包括鼻塞、流涕、发热等，病程通常在 7～10 天。根据研究，有 200 种以上的病毒跟急性鼻炎相关。四季都可发病，冬季更为多见。

　　慢性鼻炎是鼻黏膜和黏膜下层的慢性炎症，主要特点是炎症持续 3 个月以上或反复发作，一直不好，间歇期也不能恢复正常。而且没有明确的致病微生物，伴有不同程度的鼻塞、分泌物增多、鼻黏膜肿胀或增厚等障碍。慢性鼻炎可分为慢性单纯性鼻炎和慢性肥厚性鼻炎两种。

　　怎么治疗过敏性鼻炎、急慢性鼻炎？中西医都有很多方法，我们在这里重点介绍一些简便易行的中药小方子。

◎ 栀子菊花饮

【组成】菊花 10 克　栀子花 10 克　薄荷 3 克　葱白 3 克　蜂蜜适量

【制法】把上述药物用沸水冲泡，取汁加蜂蜜调匀。

【用法】代茶频饮，每天 1 剂，连用 3～5 天。

【功效】疏风清热，通窍解毒。

【适用人群】过敏性鼻炎、急性鼻炎的人。

专家提示　过敏性鼻炎的患者，平时要密切关注外界环境的冷热变化，及时增减衣物，同时也要坚持体育锻炼，避免感冒的发生，从而减少鼻炎的发作。

◎ 薄荷蔓荆饮

【组成】葱须 20 克　薄荷 6 克　蔓荆子 15 克

【制法】上述药物加水煎，取汁即可。

【用法】代茶饮用，每天 1 剂。

【功效】清热疏风，宣通鼻窍。

【适用人群】急、慢性鼻炎的人。

◎ 姜枣茶

【组成】生姜 9 克　大枣 9 克　红糖 70 克

【制法】上述药物加水煎，取汁即可。

【用法】代茶饮用，每天 1 剂，连用 3 ~ 5 天。

【功效】疏风散寒，调和营卫，疏通鼻窍。

【适用人群】急性鼻炎偏寒的人。表现为怕冷，鼻塞，打喷嚏，流清鼻涕，头痛。

专家提示　过敏性鼻炎的患者，平时要少吃冰冻食品或寒性食物，如冷饮、冰激凌、冰镇瓜果、苦瓜、绿豆、空心菜、冬瓜、蕨菜、藕、魔芋、海带、紫菜、柚子、西瓜、香蕉、猕猴桃、甘蔗、荸荠、桑椹等。

◎ 甘草炮姜饮

【组成】炮姜 10 克　炙甘草 20 克

【制法】上述药物加水煎，取汁即可。

【用法】早晚分服，每天 1 剂。

【功效】温中益气。

【适用人群】急性鼻炎偏寒的人。

◎ 葱白汁

【组成】葱适量。

【制法】把葱捣烂取汁。

【用法】每晚用药棉蘸葱汁，轮流塞鼻孔里。

【功效】通鼻窍。

【适用人群】各种鼻炎的人。

专家提示　如果频繁发生过敏性鼻炎会引发很多的并发症，严重危害身体的健康，所以一旦患有此病，一定要尽快彻底治疗。

◎ 辛夷苍耳散

【组成】白芷 30 克　薄荷　辛夷各 15 克　炒苍耳子 7.5 克

【制法】上述药物一起研成细末。

【用法】每次服 6 克，饭前用葱汤或凉开水送服。

【功效】疏散风寒，通利鼻窍。

【适用人群】慢性鼻炎的人。

◎ 杞根甘草饮

【组成】鲜枸杞根 90 ~ 120 克　甘草 9 ~ 12 克

【制法】上述药物用水煎服。

【用法】代茶饮，连用 1 个月。

【功效】疏散风热，通利鼻窍。

【适用人群】慢性鼻炎的人。

◎ 荆芥百合汤

【组成】荆芥　百合　黄芪　鸡血藤　苍耳子各 10 克　辛夷 6 克　细辛 3 克

【制法】水煎服。

【用法】每天 1 剂。

【功效】疏散风寒，益气温阳，活血通窍。

【适用人群】慢性鼻炎的人。

专家提示 荆芥、苍耳子、辛夷、细辛有发散风寒、宣通鼻窍的作用，这是治标；黄芪补肺气，细辛温肺，鸡血藤养血活血，百合养阴润肺，气血阴阳都补，这是治本，标本同治，所以是个很全面的方子。

◎ 苏叶葱姜汤

【组成】苏叶　葱白　生姜各 10 克

【制法】水煎服。

【用法】每天 1 剂。

【功效】疏散风寒，通利鼻窍。

【适用人群】慢性鼻炎偏寒的人。

◎ 辛夷苍耳散

【组成】辛夷　苍耳子各 9 克

【制法】上 2 药水煎成汁，加入葱汁少许。

【用法】滴鼻，每天 3 ~ 5 次。

【功效】通利鼻窍。

【适用人群】慢性鼻炎偏寒的人。

◎ 桑叶菊花散

【组成】桑叶　玄参各 12 克　菊花　桔梗　辛夷各 10 克　黄芩　杏仁各 6 克　生石膏 20 克

【制法】水煎服。

【用法】每天 1 剂。

超简单实用的　小偏方

【功效】清热养阴，通利鼻窍。

【适用人群】慢性鼻炎偏热的人。

◎ 鱼腥草饮

【组成】鱼腥草 30 克　麻黄 3 克　杏仁 12 克

【制法】上述药物加水，煎服。

【用法】每天 1 剂，连用 3 ~ 5 天。

【功效】清热宣肺，疏通鼻窍。

【适用人群】急性鼻炎偏热的人。

◎ 苍耳子藁本散

【组成】苍耳子　藁本　薄荷各 10 克　白芷　麦冬各 20 克

【制法】上述药物加水，煎服。

【用法】每天 1 剂，连用 3 ~ 5 天。

【功效】祛风散寒，疏通鼻窍，润肺养阴。

【适用人群】慢性鼻炎的人。

专家提示　过敏性鼻炎患者，临睡前不要喝牛奶，因为睡前喝牛奶会发生胃、食道反流，反流的酸腐残奶会刺激咽、鼻咽部，发生刺激性炎症，诱发本病和上呼吸道炎症。

第二十三节　结膜炎

结膜炎是春夏季的一种常见多发病，是结膜组织在外界和人体自身因素的作用下发生的炎性反应的统称。虽然结膜炎本身对视力影响一般并不严重，但是当炎症影响到角膜或引起并发症时，就会导致视力的损害。根据结膜炎的病情和病程，可以分为急性、亚急性和慢性三类；根据病因又可以分为细菌性、病毒性、衣原体性、真菌性和变态反应性等；根据结膜的病变特点，可以分为急性滤泡性结膜炎、慢性滤泡性结膜炎、膜性和假膜性结膜炎等。

结膜充血和分泌物增多是各种结膜炎的共同特点，炎症可以是单眼或双眼同时或先后发病，得病的眼会有异物感、烧灼感、眼睑沉重、分泌物增多，当病变影响到角膜时，可出现怕光、流泪和不同程度的视力下降。那么怎么解决这些问题呢？下面介绍一些简单的对症方子。

◎ 桑叶菊花饮

【组成】桑叶　菊花各 15 克

【制法】把桑叶、菊花用水煎煮，煮开后去渣即可。

【用法】代茶饮，同时用煎煮的药汁加适量水清洗眼部周围。

【功效】祛风清热，解毒明目。

【适用人群】得了结膜炎的人。

◎ 石榴叶汁

【组成】鲜石榴叶 50 克

【制法】把鲜石榴叶加水煎煮，煮开后去渣即可。

【用法】用煎好的石榴叶水清洗眼部周围。

【功效】清热明目。

【适用人群】得了结膜炎的人。

◎ 黄花齿苋汁

【组成】黄花菜 30 克　马齿苋 30 克

【制法】把黄花菜、马齿苋洗干净，加水煎煮 15 分钟即可。

【用法】每天 1 剂，早晚各服 1 次。

【功效】清热明目。

【适用人群】得了结膜炎的人。

◎ 菊槐绿茶饮

【组成】菊花 3 克　槐花 3 克　绿茶 6 克

【制法】把菊花、槐花洗干净，和绿茶一起放入杯子里，加入沸水冲泡，盖盖焖 5 分钟即可。

【用法】代茶频饮。

【功效】清肝凉血明目。

【适用人群】得了结膜炎的人。

◎ 银菊饮

【组成】金银花 3 克　菊花 3 克　绿茶 6 克

【制法】把金银花、菊花洗干净，和绿茶一起放入杯子里，加入沸水冲泡，盖盖焖 5 分钟即可。

【用法】代茶频饮。

【功效】清热解毒明目。

【适用人群】得了结膜炎的人。

◎ 连薄饮

【组成】连翘 12 克　薄荷 6 克　赤芍 12 克　绿茶 6 克

【制法】把连翘、薄荷、赤芍洗干净，和绿茶一起放入杯子里，加入沸水冲泡，盖盖焖 10 分钟即可。

【用法】代茶频饮。

【功效】清热凉血，解毒明目。

【适用人群】得了结膜炎的人。

第二十四节　中耳炎

中耳炎是一种常见的耳部疾病，可以由上呼吸道感染、鼻咽部疾病、外伤感染和全身性疾病引起，它是一种累及中耳（包括咽鼓管、鼓室、鼓窦和乳突气房）全部或部分结构的炎性病变，好发于儿童。

可分为非化脓性和化脓性两大类，非化脓性中耳炎包括分泌性中耳炎、气压损伤性中耳炎等，化脓性中耳炎有急性和慢性之分。临床表现为听力减退、耳鸣、耳闭塞感，有时头部有沉重感和轻微耳痛。中耳炎是耳鼻喉科难治疾病之一，所以作为患者，不仅要进行正规治疗，也可以配合使用下面这些小方子，综合治疗，才能取得最佳的治疗效果。

小贴士

中医学认为桑叶可以疏风清热、清肝明目，金银花可以清热解毒、疏散风热，菊花可以疏风清热、清肝明目，茶叶也具有清利头目、化痰解毒的功效。四味药一起使用，具有祛风清热、泻火解毒的功效，可以治疗中耳炎。

◎ 桑菊银花茶

【组成】桑叶　菊花　金银花各10克　茶叶6克

【制法】把桑叶、金银花、菊花、茶叶放入锅里，加水煮10分钟，去渣取汁即可。

【用法】代茶频饮。

【功效】祛风清热，泻火解毒。

【适用人群】得了中耳炎的人，尤其适用于容易上火的人。

专家提示　得了中耳炎的人不能吃辛辣刺激的食物，以防止炎症扩散，加重病情。

◎ 蒲车生地饮

【组成】蒲公英　车前草　生地各10克

【制法】把蒲公英、车前草、生地放入锅里，加水煮15分钟，去渣取汁即可。

【用法】代茶频饮。

【功效】清热解毒，消肿散结，利水祛湿。

【适用人群】得了中耳炎的人，尤其适用于容易上火的人。

专家提示　得了中耳炎的人不能吃腥膻发物如鱼、虾、蟹等，可加重病情；忌烟酒，烟酒的刺激可以加重局部炎症。

小贴士

中医学认为蒲公英能清热解毒、消肿散结，车前草可以利水通淋、凉血止血、清热解毒，生地能够清热凉血、养阴生津。三者同用，可以起到清热解毒、消肿散结、利水祛湿的作用，对于中耳炎患者有很好的疗效。

超简单实用的 小偏方

◎ 白术山药扁豆汤

【组成】白术 15 克　淮山药 18 克　白扁豆 20 克　红糖

【制法】先把白术煎汤去渣后，加入淮山药、白扁豆、红糖一起煮，煮烂即可。

【用法】每天 1 剂，连服 1 ~ 2 周。

【功效】健脾化湿，补气益肾。

【适用人群】慢性中耳炎长期不愈的人，尤其是体质虚弱、胃口差、大便稀、耳内经常流稀脓水的人。

专家提示　得了中耳炎的人不可食用坚硬油腻、腌制食品和太咸的食品。

◎ 黄精枸杞汤

【组成】黄精 10 克　枸杞 10 克　麦冬 7 克　适量冰糖

【制法】先把黄精研成粉末，再把枸杞、麦冬放入锅里，加水煎煮，最后加入冰糖和黄精粉即可。

【用法】代茶频饮。

【功效】补脾肺肾，滋阴益精。

【适用人群】得了中耳炎长期不好的人，尤其是体质比较瘦弱、容易上火、大便干、口干舌燥、三脚心热、心烦失眠、潮热盗汗的人。

专家提示　得了中耳炎的人应该多吃蔬菜和水果，如芹菜、丝瓜等。

小贴士

中医学认为白术可以健脾补气、燥湿利水，淮山药具有益气养阴、补益肺脾肾的功效，白扁豆可以健脾化湿，红糖补虚。几味药物一起使用，具有协同作用，可以健脾化湿、补气益肾，特别适合平时体质虚弱、脾肺气虚的人。

小贴士

中医学认为黄精可以滋补肺脾肾之阴、益气补精，枸杞滋补肝肾润肺，麦冬润肺养阴、益胃生津、清心除烦，冰糖补气润肺。上述药物合用，可以补脾肺肾、滋阴益精，特别适合平时体质瘦弱、肺肾阴虚的人。

第二章　小方虽小也治病

特别的爱给特别的你——因人而异话小方

中医治病有个很重要的原则叫"三因制宜"，也就是因人制宜、因时制宜、因地制宜的简称。什么意思呢？说的是治疗疾病时，医生要根据病人的体质、性别、年龄等的不同，还有季节气候、地理环境的差异来制定恰当的治疗方法。这个原则也同样适用于小方的选用。我们每个人，种族不同，性别不同，年龄不同，职业不同，生活环境不同，那么即使得了同一和病，表现也不会完全一样，当然治疗的时候具体方法或者药物就要有区别，这也正是中医的特点所在。下面这一章，我们就来谈谈不同人群（女人、男人、儿童、老人、上班族）容易出现哪些健康问题，怎么样用小方来解决，您可以对号入座，看看这些方法能不能帮到您。

第一节　女人烦恼一扫光

《红楼梦》里贾宝玉说："女儿是水做的骨肉，见了女儿，便觉清爽。"都说女人如水，可以柔肠百转；都说女人如花，可以暗香袭人；都说女人如茶，可以让人回味无穷；都说女人如酒，可以让人痴迷陶醉。在现代社会里，女性肩负着家庭和社会的双重责任，责任带来了压力，在这双重压力下，女人在日常生活中也会出现一些小毛病。带着种种小毛病的女人，哪还有什么闭月羞花、沉鱼落雁啊？女人如花，要善于调养，采用一些简单实用的小方子，或是食物，或是药物，或是简单的按摩，让花常开，让女人一生似婴宁，一世如赫本！

一、月经不调

作为女性，"大姨妈"的光临是不可避免的事，虽然像走亲戚一样常来常往，但是现代人生活节奏越来越快，生活越来越没有规律，压力也越来越大，连带着这位"大姨妈"的脾气也越来越不好，有的时候提前来，有的时候错后来，有的时候好几个月不来，有的时候又一个月来两回，这样子谁能受得了？可以说，只有"大姨妈"规律了，女性才能真的健康。所以，女性一定要懂得调经养阴。

超简单实用的　小偏方

小贴士

什么是气虚型月经过多？

中医讲，气能摄血，摄就是固摄的意思。血液在人体血脉中循行而不跑出脉外，主要依赖于气对血的固摄作用。如果气虚、气不足，固摄血液的作用减弱，就会导致各种出血病证，月经量也会增多。

◎ **黑木耳红枣茶**

【组成】黑木耳 30 克　红枣 20 个

【制法】把黑木耳、红枣加水一起煮汤，煮到木耳、红枣熟透、软烂即可。

【用法】每天 1 次，连续服用 1 个月。

【功效】补中益气，养血止血。

【适用人群】气虚型月经出血过多的人。

◎ **黄芪当归茶**

【组成】黄芪 30 克　当归 20 克

【制法】把黄芪、当归加水，一起煎煮 20 分钟，去渣取汁即可。

【用法】代茶饮。

【功效】益气养血，补气摄血。

【适用人群】气虚型月经出血过多的人。

◎ 双参茶

【组成】丹参 10 克　太子参 10 克

【制法】把丹参、太子参放入杯子旦，冲入沸水，盖盖焖 10 分钟即可。

【用法】代茶饮。

【功效】益气养血，活血调经。

【适用人群】月经不调偏气虚的人。

专家提示　中医讲"一味丹参，功同四物"，就是指丹参具有和传统养血方子"四物汤"相似的作用，能够养血活血，是妇科常用药。

◎ 羊肉汤

【组成】羊肉 250 克　当归 30 克　生姜 10 克

【制法】把羊肉切块，和当归、生姜一起放在锅里，加水适量，用文火炖烂熟，加入调料即可。

【用法】吃肉喝汤。

【功效】温中散寒，养血调经。

【适用人群】气血虚弱型月经出血过多的人。

◎ 乌鸡补血汤

【组成】乌鸡 1 只　红枣 10 个　陈皮 20 克　生姜 3 片　淮山药 50 克　枸杞子 20 克

【制法】乌鸡洗净切成小块，其他材料洗净，连同乌鸡放到煲里，放 8 碗水煲成 2 碗汤，加入一点盐调味后即可食用。

【用法】吃肉喝汤。每次月经干净后连续服用 2 天。

【功效】滋补肝肾，益气养血调经。

【适用人群】气血虚弱型月经量过少的人。

◎ 浓茶红糖饮

【组成】绿茶　红糖各适量

【制法】煮浓茶一碗，去茶渣，放入红糖，溶化后即可。

【用法】代茶饮。

【功效】清热活血，养血调经。

【适用人群】月经提前、月经量多的人。

小贴士

气和血的关系

气属于阳，血属于阴。气和血的生成，都源于饮食中的精微和肾精，二者又都是生命活动的物质基础，这就决定了它们在生理上相互依存、相互为用，在病理上相互影响的关系。概括讲就是"气为血之帅"、"血为气之母"。

◎ 山楂红糖饮

【组成】生山楂肉 50 克　红糖 40 克

【制法】山楂用水煮熟后去渣，冲入红糖即可。

【用法】趁热喝，每天 1 ~ 2 次。

【功效】活血养血调经。

【适用人群】经期错乱的人。

专家提示　遇到月经不正常，尤其是月经很长时间不来的情况，对于正处在育龄的女性（原则上只要没有做绝育手术的女性，在绝经前都有可能怀孕），一定先要排除怀孕的可能之后才可以使用山楂红糖饮之类的方子！这点一定要牢记！

◎ 调经茶

【组成】当归 60 克　川芎 10 克　益母草 45 克

【制法】把当归、川芎、益母草放入杯子里，冲入沸水，盖盖焖 10 分钟，或加水煎煮 10 分钟即可。

【用法】代茶饮。

【功效】补血活血，调经止痛。

【适用人群】经期先后不定、月经量少、行而不畅、痛经、乳房和小腹胀痛的人。

◎ 茴香酒

【组成】小茴香 青皮各 15 克 黄酒 250 克

【制法】把小茴香、青皮洗净，放酒里浸泡 3 天，即可饮用。

【用法】每次 15～30 克，每天 2 次，如不耐酒的人，可用醋代替。

【功效】疏肝理气，活血调经。

【适用人群】经期先后不定、经色正常、无血块、行而不畅、乳房和小腹胀痛的人。

◎ 红花瘦肉汤

【组成】猪瘦肉 250 克 当归 12 克 红花 10 克 红枣 4 个

【制法】猪瘦肉洗净切片，把当归、红花、红枣（去核）洗净。全部用料放入锅里，加清水适量，
小火煮 2 小时后端出，调味后即可食用。

【用法】吃肉喝汤。

【功效】养血活血，调经止痛。

【适用人群】血虚瘀滞的月经不调、经前腹痛、经行量少、腰酸腿痛、面色苍白、心慌眩晕、血块多，
或月经量少。

◎ 玫瑰花茶

【组成】玫瑰花 10 克 茶叶 10 克

【制法】把玫瑰花、茶叶放入杯子里，冲入沸水，盖盖焖 10 分钟即可。

【用法】代茶饮。

【功效】疏肝理气，活血调经。

【适用人群】经期先后不定、经色正常、行而不畅、乳房和小腹胀痛的人。

专家提示 玫瑰花具有舒肝理气、活血化瘀的功效，是女性美容的佳品，可以经常泡水喝。

月经不调需要注意什么

1. 尽量使你的生活有规律。

2. 调整自己的心态。

3. 多吃含铁和滋补性食品。月经会造成身体里铁的流失，因此需要补充足够的铁质，以免发生缺铁性贫血。可以多吃乌骨鸡、羊肉、鱼子、青虾、对虾、猪羊肾脏、淡菜、黑豆、海参、核桃仁等滋补性的食品。

4. 防止受寒。经期一定不要淋雨涉水，不论何时都要避免使小腹受寒。

5. 必要时去看医生。月经过多、经期延长会导致缺铁性贫血，控制月经周期的激素发生紊乱、子宫肿瘤、盆腔感染、子宫内膜异位等疾病以及避孕用具安置不当都会导致月经不调，需要专科医生进行诊治。

二、痛　经

凡是女性在月经前、中、后发生的小腹疼痛或其他不适，每随月经周期而发的称为痛经。一般分为原发性痛经和继发性痛经两种，原发性痛经多指生殖器官无明显异常的，故也叫功能性痛经，这种痛经在正常分娩后，疼痛多可缓解或消失。继发性痛经则多因生殖器官有器质性病变所致，如子宫内膜异位症、急性盆腔炎、慢件盆腔炎、生殖器肿瘤等。

痛经的女性数量很多，以至于很多女性以为这是正常现象。女人痛经痛起来有的很要命，严重的会伴随头痛、腰痛、呕吐、便秘等多种症状，甚至需要吃止痛药。据统计，全球有 80% 的女人每月被痛经困扰，而且其中超过 50% 属于找不出原因、也无法彻底根治的原发性痛经。那么，中医有没有解决方法呢？答案是肯定的，中医不仅有，而且还有很多方法。痛经的女士们，试试下面这些方法，坚持一段时间，你也许会发现：其实，月经原来完全不必那么"痛"。

◎ 月季花茶

【组成】月季花 10 克　红茶 1.5 克　白糖适量

【制法】把月季花、红茶放入杯子里，冲入沸水，盖盖焖 10 分钟，或加水煎煮 10 分钟，加入适量白糖调味即可。

【用法】代茶饮，连续服用1周左右。

【功效】活血调经止痛。

【适用人群】月经前1～2天或经期微有小腹胀满隐痛、经量较少的人。

◎ 痛经茶

【组成】香附10克　乌药10克　延胡索10克　肉桂3克

【制法】把以上药物研碎成末，用沸水冲泡代茶，或加水煎煮10分钟即可。

【用法】代茶饮，每天2剂，连服3～5天。

【功效】温经理气，活血止痛。

【适用人群】因外受寒湿、气血不足或情志不畅等原因，引起月经前或行经时小腹隐痛、时感胀满，或时感小腹发凉、遇热则舒的人。

专家提示　寒凝痛经指的是受凉后引起的痛经，这种痛经小腹用热水袋敷或者喝点生姜红糖水会缓解，遇到天气寒冷或吃了凉东西后会加重。

◎ 活血茶

【组成】红花5克　檀香5克　绿茶10克　红糖

【制法】先把红花、檀香研碎后和绿茶稍煎煮，加入适量红糖后饮服。

【用法】代茶饮，每天1～2剂，连服3～5天。

【功效】活血化瘀，理气止痛。

【适用人群】月经量少、小腹胀痛、经色紫暗有块的人。

◎ 黑豆红枣汤

【组成】黑豆150克　红枣10个　陈皮15克　生姜3片　瘦肉150克

【制法】把所有材料洗净放入煲里，6碗水煲成2碗汤，加入

小贴士

一般痛经的原因有哪些?

中医讲"不通则痛"，对于女性的痛经也是这样的，有的人是因为子宫里有瘀血，月经排出不畅就会痛；还有人是因为受凉了，寒主收引，也会造成月经排出不畅，引起痛经。其他引起痛经的原因还有气滞、湿热、气血不足等。

一点盐即可食用。

【用法】每次来月经前 3 天连续服用。

【功效】补肾养血，行气止痛。

【适用人群】月经前 1 ~ 2 天或经期微有小腹胀满隐痛、经量较少的人。

◎ 山楂红花酒

【组成】山楂 30 克　红花 15 克　白酒 250 克

【制法】把以上药物放到酒里浸泡 1 周，即可饮用。

【用法】每次 25 ~ 30 克，每天 2 次，视酒量大小，不醉为度。

【功效】活血化瘀，温经止痛。

【适用人群】月经量少、紫黑有块、腹痛、血块排出后痛减的人。

专家提示　这种痛经的女性，注意平时忌食生冷食品，勿受寒凉。

◎ 韭菜红糖饮

【组成】鲜韭菜 300 克　红糖 100 克

【制法】把鲜韭菜洗净并沥干水分，切碎后捣烂取汁煮沸；把红糖放入砂锅里，加少许清水至糖溶后，兑入韭菜汁即可。

【用法】代茶频饮。

【功效】补气温中，活血通经止痛。

【适用人群】经期或经后小腹隐痛，空坠感，喜欢揉按，月经量少色淡，精神疲惫，乏力，食欲差，大便稀的人。

◎ 按摩小腹法

【操作方法】双手相叠放在小腹中间，紧压腹部，慢慢按摩腹部，以 10 次 / 分左右的频率进行，直到小腹内有热感为宜，共操作 5 分钟；经前 3 天里每晚用双手重叠，掌心向下压于小腹正中，作逆时针旋转揉摩 10 分钟，同时从小腹至脐部反推 30 ~ 50 次。

超简单实用的 小偏方

【功效】增加腹腔内脏血运，促进小腹内微循环，具有止痛调经的作用。

◎ 斜擦小腹两侧法

【位置】两侧肋骨下方到骨盆之间的侧小腹。

【操作方法】双手放在侧小腹，从后向前斜擦，方向朝外生殖器。不要往返擦动，要方向一致，以摩热为度。共操作 5 分钟。

【功效】疏肝理气，止痛调经。

◎ 敷贴方 1

取当归、吴茱萸、乳香、没药、肉桂、细辛各 50 克，樟脑 3 克。先把当归、吴茱萸、乳香、没药、肉桂、细辛水煎 2 次，煎液浓缩成糊状，混入适量乳香、没药液（溶于 95% 乙醇），烘干后研细末，加樟脑备用。月经前 3 天取药粉 5 克，用黄酒调为糊状，外敷肚脐，用胶布固定，药干就调换 1 次药，月经 3 天后取下。每月 1 次，连续使用，治愈为止。

◎ 敷贴方 2

月经前 3 天，用胡椒粉 3 克，醋调成糊状，等分成 2 份。取胶布 2 块，把胡椒粉糊置于胶布中，贴双侧涌泉穴，按摩 10 分钟。

◎ 敷贴方 3

把肉桂 10 克、吴茱萸 20 克、茴香 20 克研成末，用白酒调成糊状，加热敷脐，每天 1 次，经前连用 3 天，适用于寒凝痛经。

◎ 敷贴方 4

肉桂 10 克、吴茱萸 20 克、茴香 15 克、元胡 15 克，4 药一起研细末，用黄酒适量热敷于脐部；宜用胶布固定，冷后可再炒熨敷，以不烫伤皮肤为度。适用于寒凝痛经。

◎ 敷贴方 5

用艾叶 50 克、胡椒 10 克、陈皮 20 克，焙黄为末，加白酒少许，纱布裹，睡前放于脐下 3 寸（本人四指并拢的距离）关元穴处，上压热水袋。适用于寒凝痛经。

三、乳汁不通

母乳对于宝宝来说，是任何食物都不能比拟的。但在现代，由于晚婚晚育、体质虚弱气血不足或者营养过剩痰湿阻滞、情绪紧张焦虑等很多原因，许多新妈妈都面临产后缺乳，或乳汁不通，或乳汁清稀如水的情况，新爸爸们真是看在眼里急在心里。怎样才能改变这种状况呢？打个比方，母乳就像一条河，河里没水的根本原因就是上游缺水，要么就是河道不畅通，所以解决母乳不足的根本方法就是给"上游"补水，也就是改善哺乳期女性的体质，母亲气血旺盛，当然乳汁充足。另外，如果奶水不少，只是不通，当然只要疏通一下就好。

◎ **通乳丹**

【组成】黄芪 15 克　党参 15 克　炒白术 10 克　当归 12 克　桔梗 10 克

【制法】把上述药物放入砂锅里，加入适量水，煎煮 2 次，每次水开后煮 15 分钟即可。

【用法】每天 1 剂，早晚各 1 次。

【功效】益气补血，通乳。

【适用人群】新产妇产后缺乳，或泌乳不足，属于气血虚弱型。

专家提示　猪蹄具有很好的下乳作用，也可以用猪蹄汤煮上述药物。

小贴士

什么是气血虚弱型缺乳？

中医学认为乳汁是血变化来的，还要依靠气的运行。如果平常身体虚弱、或生产时失血过多、或产后营养缺乏，气虚血亏，自然乳汁不足。表现为乳汁清稀甚至没有，乳房柔软，身体疲倦，食欲差，面色无光泽，舌头颜色淡。治疗需双补气血，佐以通乳。

◎ 通乳丹

【组成】柴胡 10 克　当归 12 克　白芍 12 克　穿山甲 10 克
　　　　川芎 6 克　青皮 6 克

【制法】把上述药物放入砂锅里，加入适量水，煎煮 2 次，每
　　　　次水开后煮 15 分钟即可。

【用法】每天 1 剂，早晚各 1 次。

【功效】行气舒肝，解郁通乳。

【适用人群】新产妇产后缺乳，或泌乳不足，属于肝郁气滞型。

专家提示　如果乳房胀痛而有微热，可加蒲公英、全瓜蒌、夏
枯草，也可加路路通、枳壳、天花粉、白芷等。

◎ 莴苣子粥

【组成】莴苣子 15 克　甘草 6 克　粳米 100 克

【制法】把莴苣子捣碎，加甘草，再加水 200 毫升一起煮，煮到水剩余 100 毫升时，滤汁去渣。
　　　　把滤汁、粳米一起入锅，加水同煮，粥成即可。

【用法】每天晚上随意吃，吃的时候可以加入白糖调味。

【功效】益气健脾，通乳。

【适用人群】新产妇产后缺乳，或泌乳不足，或乳汁清稀如水。

专家提示　莴苣子是菊科植物莴苣的种子，以颗粒饱满、干燥没有杂质的为佳。它性味苦寒，
能下乳汁、通小便；甘草性味甘平，能和中缓急，调和诸药；粳米粥被誉为"世间第一补人之物"，
三物合用，是很好的催乳药膳。

◎ 山甲炖母鸡

【组成】老母鸡 1 只　穿山甲（炮制）60 克　葱　姜　蒜　五香粉　精盐等适量

【制法】母鸡去毛和内脏，穿山甲砸成小块，填入鸡腹中。入锅，加水和调味料，炖至肉烂脱骨

即可食用。

【用法】直接食用。

【功效】补益脾肾，通经下乳。

【适用人群】新产妇产后缺乳，或泌乳不足，或乳汁清稀如水。

专家提示 穿山甲性味咸凉，能够通经下乳。李时珍在《本草纲目》中写道"穿山甲、王不留，妇人食了乳长流，亦言其迅速也"，鸡肉营养丰富，性味甘温平，既补气，又补血。是个标本兼治的方子。

◎ 丝瓜仁鲢鱼催乳汤

【组成】丝瓜仁 50 克　活鲢鱼 1 条

【制法】先把鲢鱼洗净、去鳞、去内脏，然后和丝瓜仁一起熬煮成汤。产妇吃时可以少放些酱油，但不放盐。

【用法】最好吃鱼喝汤 1 次吃完，每天喝 1 次，连续喝 3 天。

【功效】补益脾气，通经下乳。

【适用人群】新产妇产后缺乳，或泌乳不足，或乳汁清稀如水。

专家提示 丝瓜仁具有催乳作用，鲢鱼有补虚、理气、通乳的功效，这个汤对血虚引起的缺乳有一定效果。

◎ 花生粥

【组成】花生米 30 克　通草 8 克　王不留行 12 克　粳米 50 克　红糖适量

【制法】先把通草、王不留行煎煮，去渣留汁。再把药汁、花生米、粳米一起放到锅里，加水煮。等花生米、粳米煮烂后，加入红糖即可。

【用法】直接食用。

【功效】补益脾气，通经下乳。

【适用人群】新产妇产后缺乳，或泌乳不足，或乳汁清稀如水。

专家提示　通草性味甘淡凉，入肺胃经，能泻肺、利小便、下乳汁。王不留行是石竹科植物麦蓝菜的种子，性味苦平，可以活血通经、催生下乳，二药合用治疗乳汁不足，疗效更佳。

◎ 黄花炒猪腰

【组成】猪肾（腰子）500克　黄花菜50克　淀粉　姜　葱　蒜　味精　白糖　植物油　精盐各适量

【制法】把猪肾剖成两半，剔去筋膜、腺体备用。锅里放油烧热，把葱、姜、蒜入锅煸香，再放入腰花爆炒片刻，等到猪腰变色熟透时，加黄花菜、盐、糖再炒片刻，加淀粉勾芡，最后加味精即成。

【用法】佐餐食用。

【功效】补肾健脾，通经下乳。

【适用人群】新产妇产后缺乳，或泌乳不足，或乳汁清稀如水。

专家提示　分娩后的妈妈，在生理因素和环境因素的作用下，情绪波动较大，常常会出现情绪低落的状态，这会影响母乳分泌。医学实验表明，乳母在情绪低落的情况下，乳汁分泌会急剧减少。因此，新妈妈们，为了自己的孩子，一定要保持愉快的心情啊！

> **小贴士**
>
> 肾虚导致气血不足，也可致缺乳。猪肾性味咸平，有补肾、强腰、益气的作用，主治肾虚腰痛、遗精盗汗等；黄花菜性味甘平，能补虚下奶、利尿消肿。另外，黄花菜根也有催乳作用。这个方子适合于肾虚导致的缺乳。

◎ 猪骨催乳汤

【组成】新鲜猪骨（腔骨、排骨、腿骨都可以）500克　通草6克　酱油适量

【制法】先洗净猪骨，放在锅里加上清水，和通草一起在锅里煮1～2个小时，直到熬成1小碗猪骨汤，再放入少许酱油即可。

【用法】1次喝完，连续喝3～5天。

【功效】益气补血，通经催乳。

【适用人群】新产妇产后缺乳，或泌乳不足，或乳汁清稀如水。

专家提示　猪骨具有补气、补血、生乳的作用，加上通草后催乳效果更强。

◎ 甜醋猪脚姜汤

【组成】猪蹄 1 个　冰糖 1 小块　生姜 250 克　甜醋适量

【制法】猪蹄去毛后切好，用滚水煮 5 分钟。把生姜刮皮、拍裂和猪蹄一起放到砂锅里，加醋，煮滚后，改用小火煲 2 小时，下冰糖调味即成。

【用法】每天喝 1～2 次，连续喝 3～5 天。

【功效】补益脾气，通经下乳。

【适用人群】新产妇产后缺乳，或泌乳不足，或乳汁清稀如水。

专家提示　产后血虚、食欲减退、手脚凉，用生姜、甜醋煲猪蹄汤饮用，可增进食欲，并且能健胃散寒、温经补血，是产妇的最佳滋补汤水。

◎ 通草猪蹄催乳汤

【组成】新鲜猪蹄 1 只　通草 3 克

【制法】先把猪蹄洗净，刮干净皮毛，和通草一起放在砂锅里，加 1.5 千克清水煮成汤，先用大火，水开后改成小火，煮 1～2 个小时。

【用法】每天喝 2 次，连续喝 3～5 天。

【功效】补益脾气，通经下乳。

【适用人群】新产妇产后缺乳，或泌乳不足，或乳汁清稀如水。

◎ 王不留行炖猪蹄

【组成】猪蹄 3～4 个　王不留行 12 克

【制法】把王不留行用纱布包裹，和洗净的猪蹄一起放进锅里，加水和调味料煮烂即可。

【用法】直接食用。

【功效】补益脾气，通经下乳。

【适用人群】新产妇产后缺乳，或泌乳不足，或乳汁清稀如水。

专家提示　猪蹄性味甘咸平，含有丰富的蛋白质、脂肪，具有较强的补血活血作用，常用以治

超简单实用的 小偏方

疗乳汁不足。加上王不留行或通草，可以利水通乳汁，搭配在一起食用不仅通乳效果好，还可促进产妇尽快康复。

◎ 木瓜花生大枣汤

【组成】木瓜 750 克　花生 150 克　大枣 5 个

【制法】木瓜去皮、去核、切块，把木瓜、花生、大枣和 8 碗水放入煲里，再放入红糖，等到水开后改用小火煲 2 小时即可饮用。

【用法】每天喝 1 ~ 2 次，连续喝 3 ~ 5 天。

【功效】补益脾气，通经下乳。

【适用人群】新产妇产后缺乳，或泌乳不足，或乳汁清稀如水。

乳房的清洁和按摩技巧

　　用干净的毛巾蘸些温开水，由乳头中心往乳晕方向成环形擦拭，两侧轮流热敷，每侧各15分钟，同时配合下列按摩方式：

　　A．环形按摩：双手放在乳房的上、下方，以环形方向按摩整个乳房。

　　B．螺旋形按摩：一手托住乳房，另一手食指和中指以螺旋形向乳头方向按摩。

　　C．指压式按摩：双手张开放在乳房两侧，由乳房向乳头挤压。

◎ 木瓜鱼尾汤

【组成】木瓜 750 克　草鱼尾 600 克　生姜 3 片　油一汤匙

【制法】木瓜去核、去皮、切块。起油锅，放入姜片，煎香草鱼尾。木瓜放入砂锅里，用适量水煲开，再舀起 2 碗滚水倒入锅里，和已煎香的鱼尾一起煮一会儿，再把鱼尾连汤倒回煲里，用小火煲 1 小时，即可饮月。

【用法】每天喝 1 ~ 2 次，连续喝 3 ~ 5 天。

【功效】补益脾气，通经下乳。

四、更年期调理

　　青春是美好的，但又是短暂的。虽然古今中外很多人都在追求青春永驻，但历史告诉我们，没有任何人能阻挡青春的逝去，无论男女，所有人都要经历告别青春、进入中老年的阶段。尤其是女人，在从中年跨入老年门槛的时候，多数人还得经历一个更年期。在一般人看来，"更年期"就等同于脾气暴躁、哭笑无常、不可理喻的代名词，可见它是多可怕。

　　一般而言，女性到了45～55岁这段时间，卵巢功能由旺盛到逐渐衰退，这个过渡时期就叫更年期。这个时期女性开始绝经，由于卵巢功能减退，垂体功能亢进，分泌过多的促性腺激素，引起自主神经功能紊乱，发生更年期综合征。更年期综合征是由雌激素水平下降而引起的一系列症状，包括更年期高血压、记忆力减退、脾气暴躁、失眠、耳鸣、眼花、骨质疏松、肥胖等，症状轻重因人而异，给更年期的妇女带来很多不便。那么如何平安度过这个特殊阶段，摆脱更年期综合征的袭击，还原女性魅力呢？

　　首先，对于更年期女性，食疗是最切实可行、效果也不错的一个方法。先让我们一起看看下面这些食物吧：

　　百合　有润肺、补虚、安神的作用。如果女性在更年期出现心神失常、虚烦惊悸、神志恍惚、失眠不安的症状，最适合使用。

　　木耳　有黑木耳和白木耳之分，白木耳含有丰富的胶质、多种维生素、氨基酸和丰富的微量元素。中医学认为白木耳有润肺止咳、生津滋阴、益气和血、补脑强心和补肾的作用，女性更年期肺肾阴虚、燥热口干、虚热口渴的人，食之最宜。黑木耳则有补气作用，还能凉血止血，所以更年期月经紊乱尤其是月经过多、淋漓不止时，最适合吃。

莲子　性平味甘涩，有益肾气、养心气、补脾气的作用。《本草纲目》中说"莲子交心肾，厚肠胃，固精气，强筋骨，补虚损，利耳目"。适宜女性更年期心神不安、烦躁失眠，或夜寐多梦、体虚带下的人食用。

枸杞子　性平味甘，凡更年期女性皆宜食用，对肝肾阴亏、阴虚火旺、头晕目眩、腰酸腿软的人，很有好处。

桑椹　正如《随息居饮食谱》中所说，有"滋阴补肾、充血液、息虚风、清虚火"的作用。女性更年期肝肾阴亏、头晕腰酸、手足心热、烦躁不安、心慌失眠、月经紊乱时，常吃些桑椹，可以起到补肝益肾、滋阴养液的作用。

淡菜　有补肝肾、益精血的作用。《本草汇言》说："淡菜，补虚养肾药也"。清王孟英亦云"补肾，益血添精"。故肝肾阴虚、目眩耳鸣、心荒自汗、月经错乱、腰酸腿软的更年期女性，适合常吃。

鸭肉　性凉味甘，是一种滋羽清补食品。《名医别录》称它"补虚除热"，《随息居饮食谱》说鸭肉能"滋五脏之阴，清虚劳之热"。女性更年期阴虚火旺的人吃最合适。

甲鱼　性平味甘，有滋阴凉血作用。王孟英说它能"滋肝肾之阴，清虚劳之热"。故对肝肾阴虚，或阴虚内热，出现手足心热，或烦热不安，或头晕腰酸、月经紊乱不止，或烘热汗出、没舌苔的人，最适合吃。

乌贼鱼　性平味咸，妇女更年期可以经常吃，对月经紊乱、或前或后、或多或少、心烦多汗、阵阵烘热、口干失眠、手足心热等更年期综合征，可以起到滋阴、补虚、养血清热的作用。

阿胶　能滋阴养血、补益冲任，更年期妇女阴血不足、冲任空虚，出现一系列的症候群，所以绝经前后可以常吃。如果把阿胶烊化后，加入炒熟研碎的黑芝麻、核桃肉，等到冷却后切块嚼食，更合适。

大豆　含有的大豆异黄酮能延迟女性细胞衰老，使皮肤保持弹性、养颜、促成骨生成、降血脂、减轻女性更年期症状等，大豆制品也一样。

蜂产品　蜂蜜、花粉、蜂王浆等都是传统的滋补养颜食品，它们可以使中年女性提高食欲，增强抵抗力，调节内分泌，延缓衰老。但长期服用才能有效果。

新鲜蔬菜　菜花、卷心菜、油菜、番茄等含有较多的维生素C和胡萝卜素，并富含钙、钾、钠、铁等元素，它们在维持体内酸碱平衡中起重要作用。此外，蔬菜中大量的膳食纤维和异硫氰酸盐，可阻止肺、乳腺、食管、肝、小肠、结肠、膀胱等部位癌症的发生。

奶制品 牛奶、酸奶含丰富的优质蛋白质、多种维生素和矿物质，是天然钙质的最好来源，而且消化吸收率较高，是中年女性补钙的首选。牛奶中所含的色氨酸有镇静安眠的功效。

下面，再介绍一些简单实用的小方子。

◎ 鲜枸杞汁

【组成】鲜枸杞 250 克

【制法】洗净后用纱布包裹，榨取汁液。

【用法】每次喝 10 ~ 20 毫升，每天 2 次。

【功效】补益肝肾。

【适用人群】出现月经紊乱或多或少，或先期或错后，头晕目眩，心烦，手脚心热，面部潮红，腰酸软等症的人。

◎ 甘麦饮

【组成】小麦 30 克　红枣 10 个　炙甘草 10 克

【制法】把上述药物放入砂锅里，加入适量水，煎煮 15 分钟即可。

【用法】每天早晚各 1 次。连续服用 1 个月。

【功效】清心除烦，养血安神。

【适用人群】绝经前后伴有潮热出汗、烦躁心慌、忧郁易怒、面色缺少光泽的人。

◎ 莲子百合粥

【组成】莲子　百合各 30 克　粳米 100 克

【制法】把莲子、百合、粳米一起煮粥，粥成即可。

【用法】每天早晚各 1 次。连续服用 1 个月。

【功效】清心安神。

【适用人群】绝经前后伴有心慌心跳、失眠健忘、身体乏力、皮肤粗糙的人。

◎ 山楂荷叶茶

【组成】山楂 25 克　荷叶 20 克

【制法】把山楂、荷叶放入杯子里，加水适量煎煮取汁。

【用法】代茶饮用。

【功效】降压调脂。

【适用人群】更年期高血压、高血脂以及单纯性肥胖症等。

◎ 杞枣汤

【组成】枸杞子　桑椹子　红枣各 30 克

【制法】把上述药物放入砂锅里，加入适量水，煎煮 15 分钟即可。

【用法】每天早晚各 1 次。连续服用 1 个月。

【功效】滋补肾阴，养血除烦。

【适用人群】适用于更年期头晕目眩、饮食不香、困倦乏力和面色苍白的人。

◎ 赤豆薏苡仁红枣粥

【组成】赤小豆　薏苡仁各 30 克　粳米 50 克　红枣 10 个

【制法】把赤小豆、薏苡仁、粳米、红枣一起煮粥，粥成即可。

【用法】每天早晚各 1 次。连续服用 1 个月。

【功效】利水消肿，养血安神。

【适用人群】适用于更年期肢体水肿、皮肤松弛、关节酸痛的人。

专家提示　大枣含有蛋白质、糖、维生素 C、钙、磷、铁等有益物质，具有补脾安神的作用。晚饭后用大枣加水煎汁服用或与百合煮粥吃能帮助睡眠。

◎ 生地黄精粥

【组成】生地　制黄精各 30 克　粳米 100 克

【制法】先把生地、制黄精 2 味水煎，去渣取汁，用药汁煮粳米粥，粥成即可。

【用法】每天 1 次，连续服用 1 个月。

【功效】补益肾精。

【适用人群】适用于更年期头昏目眩、心烦易怒、经血量多、面色晦暗、手足心热的人。

◎ 枣仁粥

【组成】酸枣仁 30 克　粳米 60 克

【制法】洗净酸枣仁，水煎取汁，和粳米一起煮成粥，粥成即可。

【用法】每天 1 剂，早晚各吃 1 次。连续服用 10 天为 1 个疗程。

【功效】清热养血安神。

【适用人群】更年期精神不佳、情绪不稳定、喜怒无常、脸色没光泽、失眠的人。

专家提示　奇异果（猕猴桃）可以把睡眠品质提高 40%，奇异果中含有丰富的钙、镁和维生素 C，有助于神经传导物质的合成与传递，改善睡眠质量。更年期的人可以适当多吃。

◎ 附片鲤鱼汤

【组成】制附子 15 克　鲤鱼 1 尾（重约 500 克）

【制法】先用清水煎煮附子 2 小时，把鲤鱼收拾干净，再用药汁煮鲤鱼，吃的时候加入姜末、葱花、盐等。

【用法】佐餐食用。

【功效】补益肾阳，利水消肿。

【适用人群】更年期腰酸腿软、怕冷、下肢水肿的人。

◎ 合欢花粥

【组成】合欢花（干品）30 克（或鲜品 50 克）　粳米 100 克　红糖适量

【制法】把合欢花、粳米一起煮粥，粥成，加入适量红糖调味即可。

【用法】每天早晚各 1 次。连续服用 1 个月。

【功效】解郁安神，健脾开胃。

【适用人群】适用于更年期心情不舒畅、食欲差、失眠多梦的人。

◎ 甘麦大枣粥

【组成】小麦　粳米各 50 克　大枣 10 个　炙甘草 15 克

【制法】先煎炙甘草，去渣，后入粳米、小麦和大枣一起煮成粥，粥成即可。

【用法】每天早晚各 1 次。连续服月 1 个月。

【功效】清心除烦，养血安神。

【适用人群】适用于绝经前后伴有潮热出汗、烦躁心慌、忧郁易怒的人。

◎ 首乌大米粥

【组成】制首乌 10 ～ 30 克（布包）　大米（或小米）100 克

【制法】把制首乌和大米一起放入砂锅里煮粥，粥成即可。

【用法】每天早晚各 1 次。连续服用 1 个月。

【功效】补肾益精，养血安神。

【适用人群】适用于绝经前后伴有潮热出汗、烦躁心慌的人。

◎ 山萸肉粥

【组成】山萸肉 10 ～ 20 克　糯米 50 ～ 100 克

【制法】把以上两物一起放到砂锅里并加水 500 ～ 600 毫升，用慢火煮到米烂粥稠，表面有粥油为度。

【用法】每天晨起空腹服 1 次，10 天为一疗程，休息 1 周后依法再服，连服 2 ～ 3 个疗程。

【功效】补益肝肾，涩精敛汗。

【适用人群】适用于更年期肝肾虚损、腰膝酸软、月经不调、虚汗不止、小便次数多的人。

◎ 山药粥

【组成】山药 30 克　糯米 50 克

【制法】把以上两物一起放到砂锅里，用慢火煮到粥开汤稠即可。

【用法】早晚各服 1 次，可长期食用。

【功效】益气健脾。

【适用人群】适用于更年期女性。

　　专家提示　香蕉中含有能让人远离忧郁情绪的维生素 B_6，使人精神愉悦。更年期常吃香蕉能有效使人远离忧郁症状，促进睡眠。

五、丰　胸

　　很多女性认为胸部的丰满不仅增强个人魅力，而且可以增加自信心，其实美丽和健康是一体两面的，平时注意摄取食物的营养、日常生活的调理和适当运动，就可以达到很好的丰胸效果，并不是说非要靠花钱购买各种昂贵的药物才能获得。其实丰胸没有什么"窍门"，只要先给胸部增加足够的营养，然后辅以按摩，坚持下去，丰满的胸部就指日可待！想要有迷人的外表，就必须先打好健康的基础。女人一般都进厨房，在满足先生的口味需求时也顺便照顾一下自己的饮食，多做一两道给胸部增加营养的食品，岂不是两全其美吗？

◎ 木瓜炖鱼

【组成】青木瓜半个　鲜鱼 1 条（随个人喜好选择，最好是适合熬汤的鱼）　水 4 碗　盐少许

【制法】把木瓜洗净并切块，放入水里熬汤，先用大火煮开，再转小火炖约半小时。把鱼切块，放入一起煮熟，并加少许盐即可。

【用法】佐餐食用。

【功效】促进乳房发育。

【适用人群】想要胸部更加丰满的女性。

专家提示　青木瓜含有丰富的木瓜酶，对胸部发育有很大的帮助。另外也可以根据自己的喜好，搭配肉类等炖汤。

◎ 花生卤猪蹄

【组成】花生 4 两　猪蹄 1 个　水 5 碗　盐适量

【制法】先把花生洗净，备用。猪蹄切成两半并入水氽烫，再捞起洗净，备用。把以上备妥的材料一起放入水里，大火煮开，再转小火炖 1 小时。最后加入适量的盐即可。

【用法】佐餐食用。

【功效】健胸丰胸。

【适用人群】想要胸部更加丰满的女性。

专家提示　花生脂肪含量高，猪蹄富含胶质，都有促进胸部发育的效果，不妨可以 3 天吃 1 次试试看！

◎ 红枣花生炖猪蹄

【组成】猪蹄 1 个　红枣 15 个　带反花生仁 4 两　盐 2 小匙

【制法】猪蹄洗净，氽烫捞起。红枣、花生洗净和猪蹄一起下锅，加适量水煮沸后转小火慢炖至猪蹄熟烂、花生软透，加盐调味即成。

【用法】佐餐食用。

【功效】健胸丰胸。

【适用人群】想要胸部更加丰满的女性。

专家提示　乳房发育所需养分包括脂肪、蛋白质等，动物脂肪中所含的类固醇是形成性激素不可缺少的物质，对胸部和皮肤都好。这道菜肴中有丰富的动、植物蛋白质、脂肪和维生素 B 族，可以促进乳腺发育。

> **小贴士**
>
> **有丰胸效果的食物**
>
> 1.胶质类：海参、鸡爪、猪蹄、猪尾。
>
> 2.海鲜类：蛤蜊、牡蛎。
>
> 3.坚果类：杏仁、芝麻、花生、核桃、腰果、莲子、黄豆。
>
> 4.蔬果类：玉米、马铃薯、番茄、红薯叶。
>
> 5.水果类：苹果、水蜜桃、樱桃、木瓜。
>
> 6.奶制品：牛奶、优酪乳。

◎ 猪尾凤爪香菇汤

【组成】猪尾 2 条　凤爪 3 只　香菇 3 朵　水 6 碗　盐少许

【制法】香菇泡软,切成两半,凤爪对切,备用。猪尾切块并氽烫。把以上备妥的材料一起放入水中,并用大火煮开再转小火,约熬 1 小时,再加入少许盐即可。

【用法】佐餐食用。

【功效】健胸丰胸。

【适用人群】想要胸部更加丰满的女性。

　　专家提示　猪尾和凤爪皆含丰富的胶质,胶质类食物是丰胸必备的食物哦,现在"补"还来得及!如果只喝汤,也很不错!

◎ 玉米炖排骨

【组成】肋排 500 克　老玉米 2 根　豆角 200 克　土豆 1 个（约 200 克）　胡萝卜 1 根　东北大酱 100 克（北京的干黄酱也可以）　南瓜 200 克　长茄子 1 根　料酒 2 汤匙　八角 2 个　花椒 3 克　桂皮 1 根　大葱 1 段　老姜 3 片　油 2 汤匙　盐 5 克

【制法】先把肋排用流动水冲洗干净,再剁成 5 厘米长的小段,随后放入沸水中氽煮约 5 分钟,去除血沫后捞出沥干水分待用;把土豆和胡萝卜洗净去皮,切成 3 厘米大小的滚刀块;长茄子洗净,带皮切成 3 厘米大小的菱形块;老玉米切成 1 厘米厚的圆段;南瓜去籽带皮切成 3 厘米大小的滚刀块;豆角洗净去筋,掰成两半。中火烧热锅里的油,待烧至五成熟时,把八角、花椒、老姜片、大葱段和桂皮放入爆香,随后放入大酱和盐翻炒出香味。把肋排小段、胡萝卜块、土豆块、南瓜块、豆角和老玉

小贴士

丰胸食品——玉米

　　玉米属于莴苣类蔬菜,其丰胸效果和胶质不相上下,含丰富的钙、磷、镁、铁、硒及维生素 A、B_1、B_2、B_6、E 和胡萝卜素等,富含纤维素,还有减肥功效哦。长期食用,有助消化、排毒瘦身。

超简单实用的　小偏方

米放入锅里拌炒均匀，随后加入适量的水约 1200 毫升，大火烧沸后转小火，盖上盖子炖约 40 分钟。最后把茄子块放入继续炖煮 15 分钟即可。

【用法】佐餐食用。

【功效】益气养血通乳，能有效改善乳房下垂，促进乳房发育增长。

【适用人群】想要胸部更加丰满的女性。

◎ 归芪鸡汤

【组成】当归 10 克　黄芪 20 克　鸡腿 1 只

【制法】先把鸡腿洗净并切块，再把鸡腿放入水中，用大火煮开。接着放入黄芪，和鸡腿一起炖至 7 成熟，再放入当归煮约 5 分钟，并加少许盐即可。

【用法】代茶饮。

【功效】益气养血，能有效改善乳房下垂，促进乳房增长。

【适用人群】想要胸部更加丰满的女性。

专家提示　当归补血，黄芪补气，可以有效改善气虚体质，女人只要气血通畅，月经就会正常，也能促进乳腺分泌。

◎ 三色酒酿小丸子

【组成】酒酿 80 克　糯米粉 30 克　绿茶粉 5 克　可可粉 5 克　冰糖适量

【制法】把糯米粉分成 3 等份，其中两份分别加入绿茶粉和可可粉。每份糯米粉分别加入适量的水，揉成三色小丸子。把酒酿放入锅里，加入冰糖和 300 毫升的清水，大火烧开后，把糯米小丸子放入锅里，用锅铲轻轻划开，中火煮到各色小丸子浮起即可。

【用法】作甜品食用。

【功效】健胸丰胸。

> **小贴士**
>
> 　　维生素B族有助于激素合成，它存在于粗粮、豆类、牛奶、牛肉等食物中。因为内分泌激素在乳房发育和维持过程中起着重要的作用，雌激素使乳腺管逐渐增长，黄体酮使乳腺管不断分枝，形成乳腺小管。对于乳房发育不丰满的女性，还要多吃一些热量高的食物如蛋类、瘦肉、花生、核桃、芝麻、豆类、植物油类等，使瘦弱的身体变得丰满，同时乳房也由于脂肪的积蓄而变得丰满而富有弹性。

【适用人群】想要胸部更加丰满的女性。

◎ 核桃松仁粟米羹

【组成】核桃仁　松仁　粟米各 150 克　冰糖　高汤　色拉油各适量

【制法】核桃仁、松仁用油炸熟。取适量高汤或水，加入冰糖和粟米，小火炖熟，撒上核桃仁和松仁即可。

【用法】作甜品食用。

【功效】健胸丰胸。

【适用人群】想要胸部更加丰满的女性。

专家提示　平时在吃坚果类食物如芝麻、花生、核桃时，要连皮一起吃，因为这些皮都含有帮助胸部发育的成分哦！此外，它们也富含磷脂、蛋白质和脂质，都是丰胸必备营养素。

◎ 牛奶麦片

【组成】牛奶　麦片各适量

【制法】把两种材料用小火拌煮约 10 分钟，等到麦片膨胀即可熄火。

【用法】作甜品食用。

【功效】健胸丰胸。

【适用人群】想要胸部更加丰满的女性。

◎ 木瓜西米羹

【组成】西米 20 克　木瓜 100 克　牛奶 100 毫升　冰糖适量

【制法】西米用清水浸泡 20 分钟，捞出沥水；木瓜去皮和籽，切成小块。木瓜和牛奶放入锅里，用小火煮开后加入 150 毫升清水和适量冰糖，用小火熬到西米变透明即可。

【用法】作甜品食用。

【功效】健胸丰胸。

【适用人群】想要胸部更加丰满的女性。

专家提示　蛤蜊、牡蛎等含有丰富的矿物质——锌，它不但能刺激激素分泌，让胸部变丰满，还能让胸部肌肤美而"挺"哦。

◎ 牛油果奶昔

【组成】牛油果 1 个　苹果 1 个　低脂奶 200 毫升　果糖适量　水 200 毫升

【制法】牛油果、苹果去皮，洗净备用。把牛油果和苹果放入果汁机里，加入低脂奶和水打匀，再加入适量的果糖调味即可。

【用法】作甜品食用。

【功效】健胸丰胸。

【适用人群】想要胸部更加丰满的女性。

专家提示　平日常喝牛奶或相关奶制品，丰富的蛋白质、脂质，让你越来越伟大！

◎ 丰胸按摩法

方法一

【操作】把双手放在腋下，沿着乳房外围作圆形按摩；双手从乳房下面分别向左右两方往上提拉，直到锁骨的位置；把手放在乳晕上方，往上作螺旋状按摩。每个动作重复 8 ~ 10 次。

【功效】紧实胸部肌肉，加强支撑力。

方法二

【制作】用双手手指，圈住整个乳房周围组织，每次停留 3 秒钟；双手张开，分别由乳沟处往下平行按压，一直到乳房外围；在双乳间做 8 字形按摩。

【功效】刺激胸部组织，让乳房长大。

方法三

【制作】身体站直后，举起右手，向上伸直，右脚则向下伸展；持续 5 秒钟之后，换伸展左手左脚，把身体尽量伸直；左右轮流伸展各 5 次。

【功效】充分拉直腋下胸部到肺部的肌肉，刺激乳房，拉高胸部曲线。

方法四

【制作】从乳房中心开始画圈，往上直到锁骨处；从乳房外侧开始，以画小圈方式做螺旋状按摩；两手掌轻轻抓住两边乳房，向上微微拉引，但是别捏得太用力。

【功效】使胸部保持挺直。

> **小贴士**
>
> **丰胸穴位有哪些？**
>
> 指压时搭配以下的穴位进行精油按摩，每次压5秒，进行5~6次，效果更好！
>
> 膻中穴：两个乳头连线的中点，正对到胸骨上的位置。
>
> 乳根穴：两边乳头对下来到乳房底下的正下方处，一边一个。
>
> 天溪穴：位于乳头向外的延长线上，请把手的虎口正对着乳房，四指托着乳房，拇指正对着乳房外侧的两点（第4、5肋间）就是天溪穴。

六、瘦 身

在中国，除了盛唐时期，丰满的女性一直不被作为"美丽"的代表。多数时代，苗条的身段都是女性追求的，几乎每个女人都渴望拥有一副"魔鬼"的身材：丰满的胸部，玲珑的曲线。但是面对越来越多的美食诱惑，怎样能保持苗条的身段，就成了一个难题。在经历了一个冬季后，在夏天来临之前，每个女人都希望自己能迅速地瘦几斤，这样才能更有自信地穿上夏天美丽的衣裳。这里，为大家介绍一些简单的方法。

（一）瘦全身

◎ 银耳蛋花羹

【组成】银耳　鸡蛋　冰糖

【制法】把银耳浸泡30分钟至变软成片；打鸡蛋，备用；把银耳加适量水放入锅里煮，等水烧开之后调至小火煮一到两分钟至银耳熟透；放入冰糖，再加少许水煮至水再次沸腾时倒入打好的鸡蛋，搅拌一下即可出锅。

【用法】直接食用。

【功效】养颜排毒，补益脾胃。

【适用人群】希望控制体重的人。

◎ 瘦肉山药炒木耳

【组成】山药　黑木耳　瘦肉

【制法】把瘦肉和山药切片；往瘦肉中加少许淀粉、生抽、料酒和水，腌制十几分钟的时间，切片的山药备用；用清水泡软黑木耳，并摘掉其根部，撕成一小朵一小朵的形状，清洗干净备用；等锅里的油热了之后，瘦肉片就可以放进去翻炒至熟，然后盛出来备用；向锅里重新倒少许油来翻炒山药和木耳，中途加入少许清水翻炒至熟；把刚刚炒好的瘦肉放入锅里和山药、木耳一起炒均匀，加入调味料即可。

【用法】佐餐食用。

【功效】健脾利湿。

【适用人群】希望保持体型的人。

专家提示　黑木耳可以增强机体免疫力、抗癌，木耳中的胶质可把残留在人体消化系统内的灰尘、杂质吸附集中起来排出体外，从而起到清胃涤肠的作用；山药的热量低，饱腹感好。

◎ 荷叶粳米粥

【组成】鲜荷叶（或干荷叶）1 张　粳米 150 克

【制法】把粳米淘洗干净之后，放入锅里加水煮成粥。等到快要熟的时候，把新鲜的荷叶盖在上面（或把干荷叶洗净，切丝，放入粥里）。焖大概 15 分钟，揭去荷叶之后再

小贴士

银耳富含蛋白质和矿物质，是女性养颜首选，它可以增强肝脏排毒功能，补血补气，丰富的膳食纤维可以帮助肠胃蠕动，降脂；鸡蛋富含蛋白质和人体所需氨基酸，可以滋阴润燥、养血安胎。

小贴士

粳米属滋补之物，能补中益气、益脾胃、除烦渴，降低胆固醇，提高人体免疫力。荷叶稍有清香气，味微苦，具有清热解暑、升发清阳、凉血止血的功效。做饭时，加入荷叶，取其清香，增味解腻。也是常用的减肥药物。

煮沸片刻，加入白糖调味即可。

【用法】直接食用。

【功效】清利水湿，补脾益胃。

【适用人群】希望控制体重的人。

◎ 杂菜瘦身汤

【组成】洋葱　西芹　卷心菜　西红柿　胡萝卜　甜椒　昆布　姜　鸡汤一碗

【制法】把上述的蔬菜切块；把蔬菜、鸡汤、昆布和一升水放到锅里，用中火熬煮20分钟，中途若水分变少了也可以适当地加水，待蔬菜煮熟之后加调味料即可。

【用法】佐餐食用。

【功效】健脾利湿。

【适用人群】希望保持体型的人。

专家提示　这个汤含有丰富的膳食纤维和维生素，有排毒消脂瘦身的作用。

（二）瘦腰腹

◎ 海盐按摩法

【做法】洗完澡后，抓一把海盐，绕肚脐顺时针按摩腹部50圈，再逆时针按摩50圈，然后双手交叠上下用力按摩50次。坚持1～2个月，会发现腰围有所缩小。

【功效】海盐能够促进身体排出废物，还能促进脂肪代谢，为肌肤补充矿物质，让腹部肌肤细致紧实。

◎ 腹式呼吸法

【做法】每天晚上，饭后坐在沙发上看电视或睡前躺在床上时，做10分钟腹式呼吸，用鼻子慢又沉的吸气，感觉腹部缓缓隆起，保持并呼吸几秒钟后，再慢慢从口呼气，感觉腹部下陷。每天坚持做，1个月就能看到效果。

【功效】腹式呼吸不仅能刺激肠胃蠕动，促进体内宿便排出，更能加速腹部脂肪燃烧。

专家提示　注意每分钟腹式呼吸 5 ～ 6 次即可。呼吸时把注意力集中在腹部的起伏上。

◎ 床上转体操

【做法】首先平躺在床上，双手交叉放在胸前，背部紧贴床上，双腿微曲，头和上身向左侧转动，同时双腿向右转动，停顿数秒后，头和上身转向右侧，双腿则向左转动，重复这套动作 1 ～ 2 分钟。你会感觉到腹部微微发热出汗。坚持锻炼 1 周，瘦腰效果很快就能看到。

【功效】睡前在床上做一下简单又并不激烈的瘦腰转体操，有助于保持凹凸有致的身材。

（三）瘦腿

◎ 下肢锻炼法

干洗腿：用双手紧抱一侧大腿，稍用力从大腿根部逐渐向下推拿至脚踝部，再从脚踝部向上推拿十几遍，每天几次。这样能预防下肢静脉曲张、水肿、肌肉萎缩。

揉腿肚：将腿平伸在床上，用两手掌夹住腿肚，旋转揉动，每侧揉动 20 ～ 30 次为 1 节，共做 6 节。这样能促进下肢肌肉中血液的回流，增强腿部肌肉力量。

扭膝：两脚平行并拢，屈膝微下蹲，双手放在膝盖上，顺时针揉动数十次，然后逆时针揉动数十次。这样能疏通血脉，治下肢乏力，膝关节疼痛。

扳足：两腿伸直，低头，身体向前弯。用双手扳足趾 20 ～ 30 次。这样能练腰腿，增脚力。

轮蹬：坐在床边练双腿蹬夹动作或上下摆动。这样可强健下肢关节肌肉。

搓脚：两手掌搓热，然后用手掌搓脚心，各 100 次。具有防虚火、舒肝明目的功效，可以防治高血压、晕眩、耳鸣、失眠等症。

暖足：俗话说"暖足凉脑"，暖足就是每晚要用热水泡脚，并经常保持两脚温暖。这样能使全身血液畅通，增强抵抗力。

七、白带过多

正常妇女阴道里有少量白色无臭味的分泌物，这就是白带。如果分泌过多、过少，或者颜色、质地异常，并伴有其他症状的，就是白带异常，统称带下病。最常见的带下病是指带下量明显增多，颜色、质地异常，或有臭味，这叫带下过多。各种生殖器官的炎症、内分泌功能紊乱、子宫黏膜下肌瘤、宫颈癌等都会导致白带过多。中医学认为，本病发生的原因主要是由于脾虚肝郁、湿热下注，或肾气不足、下元亏损。那么怎么解决白带过多有异味的问题呢？同样有一些简单的方法可以试试。

超简单实用的 小偏方

（一）肝火型白带

◎ 龙胆竹叶饮

【组成】龙胆草 3 克　竹叶 10 克

【制法】把龙胆草砸碎，和竹叶一起放入杯子里，冲入沸水，盖盖焖 5 ~ 10 分钟即可。

【用法】代茶饮。

【功效】清泻肝火，除湿祛浊。

【适用人群】白带过多属于肝火型的人。

◎ 双黄饮

【组成】黄柏 3 克　黄芩 5 克　竹叶 10 克

【制法】把黄柏、黄芩砸碎，和竹叶一起放入杯子里，冲入沸水，盖盖焖 5 ~ 10 分钟即可。

【用法】代茶饮。

【功效】清肝泻火，祛湿利尿。

【适用人群】白带过多属于肝火型的人。

◎ 山药车前饮

【组成】山药 15 克　车前子 15 克　芡实 10 克　黄柏 3 克

【制法】把上述药物，加入适量水，煎煮 15 分钟，去渣取汁即可。

【用法】每天 1 剂，分 2 次服用，早晚各 1 次。

【功效】补脾利湿，清肝泻火。

【适用人群】白带过多属于肝火型的人。

（二）脾虚型白带

◎ 健脾汤

【组成】山药 10 克　炒白术 10 克　人参 10 克　陈皮 10 克

【制法】把上述药物，加入适量水，煎煮 15 分钟，去渣取汁即可。

【用法】每天 1 剂，分 2 次服用，早晚各 1 次。

【功效】健脾利湿。

【适用人群】白带过多属于脾虚型的人。

◎ 黄芪山药粥

【组成】黄芪 15 克　山药 30 克　粳米 100 克

【制法】把黄芪、山药、粳米一起放入锅里，加入适量清水熬煮，至粥成即可。

【用法】早晚食用。

【功效】益气健脾，祛湿止带。

【适用人群】白带过多属于脾虚型的人。

◎ 人参甘草茶

【组成】人参 5 克　炙甘草 10 克　茶叶 10 克

【制法】把人参、炙甘草、茶叶一起放入杯子里，冲入沸水，盖盖焖 5 ～ 10 分钟即可。

【用法】代茶饮。

【功效】益气健脾，祛湿止带。

【适用人群】白带过多属于脾虚型的人。

专家提示　吃人参爱上火的人，可以换成党参，也可以用西洋参、太子参来代替人参，加少量黄芪。

小贴士

脾虚型白带都有哪些表现？

脾虚型白带，一般表现为白带量多、色白如蛋清、无味道，兼有疲倦乏力、身体肥胖、大便稀等。治疗时以健脾益气、利湿止带为主。

第三章　特别的爱给特别的你——因人而异话小方

◎ 升阳胜湿汤

【组成】柴胡 3 克　苍术 6 克　黄芪 6 克　升麻 4.5 克

【制法】把上述药物放入砂锅里，加入适量水，煎煮 20 分钟即可。

【用法】每天 1 剂，分 2 次服用，早晚各 1 次。

【功效】益气升阳，行气燥湿。

【适用人群】白带过多属于脾虚型的人。

专家提示　脾胃虚寒、平常怕冷、大便稀的人不宜服用。

◎ 山药莲苡汤

【组成】山药 60 克　莲子 60 克　生薏苡仁 60 克

【制法】把山药、莲子（去皮、去心）、薏苡仁洗净，一起放入砂锅里，加适量水，用小火煮熟后即可。

【用法】每天 1 次，服用 5 ~ 7 次见效。

【功效】补脾益气，祛湿化浊。

【适用人群】脾胃虚弱引起的白带异常。

◎ 芡实莲子荷叶粥

【组成】芡实 60 克　莲子 60 克　鲜荷叶一张　粳米 50 克

【制法】把芡实去壳，莲子去皮去心，鲜荷叶剪成 3 厘米长、2 厘米宽的片并洗干净。把三者和粳米一起放入砂锅里，加适量水煮熟即可。

【用法】每天分 2 次服用，一般 5 ~ 7 天即可见效。也可加适量冰糖调味。

【功效】补脾益气，祛湿化浊。

【适用人群】脾虚型白带增多的人。

专家提示　芡实莲子荷叶粥，不适合肠胃实热、大便干燥的人食用哦。

超简单实用的　小偏方

（三）湿热型白带

◎ 黄柏香附汤

【组成】黄柏 3 克　香附 10 克　当归 10 克　丹皮 10 克

【制法】把上述药物，加入适量水，煎煮 15 分钟，去渣取汁即可。

【用法】每天 1 剂，分 2 次服用，早晚各 1 次。

【功效】行气活血，清热燥湿。

【适用人群】白带过多属于湿热型的人。

◎ 马齿苋冲蛋白

【组成】新鲜马齿苋 250 克　生鸡蛋 2 个

【制法】取鲜马齿苋洗净，放入碗里，用棒捣烂，绞汁约 60 毫升。再拿生鸡蛋 2 个，打碎、去黄，用蛋白和入马齿苋汁搅匀，开水冲服。

【用法】每天 1 次。

【功效】清热祛湿。

【适用人群】白带过多属于湿热型的人。

专家提示　马齿苋性凉，脾胃虚弱的人不宜服用。

◎ 冰糖冬瓜子汤

【组成】冰糖 30 克　冬瓜子 30 克

【制法】把冬瓜子洗净捣末，加冰糖冲开水一碗放在陶罐里，用文火隔水炖好即可。

【用法】每天 2 次，连服 5 ~ 7 天。

【功效】清热祛湿。

【适用人群】白带过多属于湿热型的人。

（四）肾虚型白带

小贴士

肾虚型白带都有哪些表现？

肾虚型白带，一般表现为白带长期量多、色白清冷如水，兼有腰膝酸软、头晕耳鸣、尿频等症，多见于中老年妇女。治疗时以补益肾阳为主。

◎ 止带汤

【组成】山药 30 克　芡实 15 克　粳米 100 克

【制法】把山药、芡实、粳米一起放入锅里，加入适量清水熬煮，至粥成即可。

【用法】早晚食用。

【功效】补脾益肾，利湿固涩。

【适用人群】白带过多属于肾虚型的人。

◎ 首乌枸杞汤

【组成】首乌 12 克　枸杞子 12 克　菟丝子 12 克　熟地 24 克

【制法】把上述药物放入砂锅里，加入适量水，煎煮 20 分钟，即可。

【用法】每天 1 剂，早晚各 1 次。

【功效】补养肝肾，利湿固涩。

【适用人群】白带过多属于肾虚型的人。

◎ 韭菜炒羊肝

【组成】韭菜 150 克　羊肝 200 克　食油适量　调料少许

【制法】把韭菜洗净切段，羊肝洗净切片，按一般方法炒熟，加调料调味即可。

【用法】佐餐食用。

【功效】补肾止带。

【适用人群】白带过多属于肾虚型的人。

专家提示　韭菜性温味辛，能温中行气、补虚、益肾阳、调和脏腑；羊肝性凉味甘苦，有益气、补肝、明目的功效。二物合用，可补肾止带。

◎ 银杏虾米乌鸡粥

【组成】银杏 6 克　虾米 15 克　粳米 50 克　乌骨鸡 1 只

【制法】把乌骨鸡宰杀后去毛及内脏等，洗净。把银杏、虾米放入鸡腹内，加适量水，用小火煮至八成熟，加入粳米一起煮成粥。

【用法】吃肉喝粥。

【功效】补肝肾，止带浊。

【适用人群】白带过多属于肾虚型的人。

专家提示　银杏性平，味苦涩甘，能健脾、利湿、止带；乌骨鸡性平味甘，能滋养五脏；虾米性温味甘，能补肾壮阳；粳米性平味甘，可补中益气。以上食材一起使用，具有补肝肾、止带浊的作用。

（五）外用洗方

◎ 菊花黄柏熏洗方

【组成】野菊花 30 克　金银花 30 克　淫羊藿 30 克　当归 15 克　紫草 30 克　黄柏 15 克　蛇床子 15 克　赤芍 15 克　丹皮 15 克　丝瓜叶 30 克

【制法】把上述药物放入砂锅里，加入适量水，煎煮 20 分钟，即可。

【用法】每天用药液熏洗外阴 2 次。

【功效】清热解毒止痒，益肾养血凉血。

【适用人群】白带过多属于肝火型的人。

◎ 二鲜藤花熏洗方

【组成】白鲜皮 30 克　鸡血藤 30 克　首乌 30 克　生地 30 克　麻黄 9 克　红花 6 克　仙灵脾 15 克

【制法】把上述药物放入砂锅里，加入适量水，煎煮 20 分钟，即可。

【用法】每天用药液熏洗外阴 2 次。

【功效】清热止痒，益肾活血。

【适用人群】白带过多的人。

◎ **椿树叶熏方**

【组成】椿树叶 100 克

【制法】把椿树叶放入砂锅里，加入适量水，煎煮 20 分钟即可。

【用法】每天用药液熏洗外阴 2 次。

【功效】清热止痒。

【适用人群】白带过多的人。

八、乳腺增生、乳腺炎

不管社会怎么进步发展，爱美总是人的天性，人们对于自己的外表总是十分重视的。乳房是女性最重要的器官之一，也是女性美的标志之一，拥有健康美丽丰满的乳房是每个女人的心愿。但由于现代人生活节奏快，生活压力大，不少女性的乳房都有了肿块，月经来之前，乳房还会胀痛，有的时候，乳房胀痛的还很厉害。也有些女性在生完孩子喂奶的时候，由于乳汁的淤积或者细菌的侵入而乳腺发炎，乳房红、肿、热、痛，发热，甚至形成脓肿。那么怎么解决这些问题呢？下面介绍一些简单的方法。

（一）乳腺增生

◎ **茉莉玫瑰饮**

【组成】茉莉花 10 克　玫瑰花 10 克

【制法】把茉莉花、玫瑰花放入杯子里，冲入沸水，盖盖焖 3 ~ 5 分钟即可。

【用法】代茶饮。

【功效】疏肝解郁，行气活血。

【适用人群】乳腺增生，平时容易心情不舒畅的人。

什么是乳腺增生?

乳腺增生多发生于青中年妇女，在乳房里有多个大小不等而较硬的不规则结节，与周围组织分界不清，用手可以自己摸到。常出现乳房疼痛，月经前症状加重，一般来说是一种乳房的良性增生。与内分泌紊乱、卵巢功能失调有关。

◎ 金橘叶茶

【组成】金橘叶 30 克

【制法】把金橘叶 30 克洗净，晾干后切碎，放入砂锅，加水浸泡片刻，煎煮 15 分钟，用洁净纱布过滤，取汁放入容器中即成。

【用法】代茶饮，或当饮料，早、晚分服。

【功效】疏肝解郁，消肿散结。

【适用人群】有乳腺增生的女性。

专家提示　乳腺增生的患者，要保持乳房清洁，经常用温水清洗，同时注意乳房肿块的变化。

◎ 玫瑰蚕豆花茶

【组成】玫瑰花 6 克　蚕豆花 10 克

【制法】把上述药物分别洗净，沥干，一起放入茶杯里，加开水冲泡，盖上茶杯盖，焖 10 分钟即成。

【用法】可代茶饮，或当饮料，早、晚分服。

【功效】疏肝解郁，消肿散结。

【适用人群】有乳腺增生的女性。

专家提示　乳腺增生的患者，平时一定要保持心情愉快，不要生气、不要着急。这样才能保证治疗的效果，同时不容易复发或者加重。

乳腺增生的人应少吃哪些食物?

平时要少吃或尽量不吃燥热、辛辣刺激食物，以及热性、油腻食物。包括肥肉、油条、麻花等油炸糕点。少吃油脂类食物，防止肥胖，尽量避免使月含有雌激素的药物，不吃用雌激素喂养的鸡、牛肉。

◎ 黄豆排骨汤

【组成】黄豆 50 克　排骨 100 克　干蚝 2 只

【制法】泡发干蚝，把黄豆、排骨和泡发的干蚝一起放入砂锅里，煲汤。

【用法】喝汤吃豆等。

【功效】补益肝肾，消肿散结。

【适用人群】有乳腺增生的女性。

◎ 香附路路通蜜饮

【组成】香附 20 克　路路通 30 克　郁金 10 克　金橘叶 15 克

【制法】把上述药物洗净，入锅，加适量水，煎煮 30 分钟，去渣取汁，等药汁转温后调入蜂蜜
　　　　30 毫升，搅匀即成。

【用法】每天 1 剂，分 2 次服用，上下午各 1 次。

【功效】疏肝解郁，消肿散结。

【适用人群】有乳腺增生的女性。

◎ 萝卜拌海蜇皮

【组成】白萝卜 200 克　海蜇皮 100 克

【制法】把白萝卜洗净，切成细丝，用精盐拌透。把海蜇皮切成丝，先用凉水冲洗，再用冷水漂清，
　　　　挤干，和萝卜丝一起放碗里拌匀。炒锅上火，下植物油烧热，放入葱花炸香，趁热倒入碗里，
　　　　加白糖、麻油拌匀即可。

【用法】直接食用

【功效】消肿散结。

【适用人群】有乳腺增生的女性。

专家提示　乳腺增生的患者，不要一天 24 小时都穿紧身内衣哦。

◎ 海带鳖甲猪肉汤

【组成】海带 65 克　鳖甲 65 克（打碎）　猪瘦肉 65 克

【制法】把海带用清水洗去杂质，泡胀切块，鳖甲打碎，和猪瘦肉一起放入砂锅里煮汤，汤成后加入适量盐、麻油调味即可。

【用法】每天分两次温服，并吃海苔。

【功效】滋补肝阴，消肿散结。

【适用人群】有乳腺增生的女性。

◎ 刀豆木瓜肉片汤

【组成】猪肉 50 克　刀豆 50 克　木瓜 100 克

【制法】先把猪肉洗净，切成薄片，放入碗中加精盐、湿淀粉适量，抓揉均匀，备用。把刀豆、木瓜洗净，木瓜切成片，和刀豆一起放入砂锅，加适量水，煮 30 分钟，用洁净纱布过滤，取汁后一起放入砂锅，视滤液量可加适量清水，大火煮沸，加入肉片，拌匀，倒入黄酒适量，再煮至沸，加葱花、姜末适量，并加少许精盐，拌匀即成。

【用法】可当汤佐餐，随意食用，当天吃完。

【功效】滋补肝阴，消肿散结。

【适用人群】有乳腺增生的女性。

◎ 乳腺增生按摩法

把按摩油（可以加入几滴玫瑰精油）抹在手上（或者直接滴在胸部），然后均匀地涂抹在胸部。在按摩过程中如果感到按摩起来不是很滋润，即有涩的感觉时随时再加少量按摩油。

按摩分四步：

①以大拇指为一边，另外四指合拢为一边，虎口张开，从两边胸部的外侧往中央推，以防胸部外扩，每边 30 下。

②手保持同样的形状，从左胸开始。左手从外侧把左乳向中央推，推到中央后同时用右手从左

小贴士

乳腺增生的人应多吃哪些食物？

平时可以多吃水果、蔬菜、豆类、菌类（如黑木耳、香菇、芦笋、胡萝卜、西红柿）等可提高机体免疫力的食物。多吃海藻、海带、鳖甲等具有消散郁结的食物。肿胀的厉害可以多吃一些薏苡仁、丝瓜、赤豆等具有消肿作用的食物。

乳下方把左乳往上推，要一直推到锁骨处。就是说两只手交错着推左乳。重复 30 次以后，换右乳。这个动作很重要。

③手做成罩子状，五指稍分开，能罩住乳房的样子。要稍稍弯腰，双手罩住乳房后从底部（不是下部）往乳头方向作提拉动作。重复 20 次。

④双手绕着乳房作圆周形按摩，直到胸部剩下的所有按摩油都吸收完为止。

（二）乳腺炎

◎ 蒲公英粥

【组成】蒲公英　金银花　粳米

【制法】先煎蒲公英、金银花，去渣取汁，再放入粳米煮成粥。

【用法】直接食用。

【功效】清热解毒消肿。

【适用人群】患乳腺炎的人。

小贴士

什么是乳腺炎？

乳腺炎是乳腺的化脓性疾病，多见于初产妇的哺乳期。由于哺乳方法不当，排乳不畅，乳汁淤积，乳腺导管堵塞等，造成细菌繁殖，引起感染。或在乳头破裂、乳头畸形或乳头外伤的情况下，细菌可从乳头逆行进入乳房而扩散至乳腺，引起感染。

◎ 金针猪蹄汤

【组成】鲜金针菜根　猪蹄 1 个

【制法】把鲜金针菜根和猪蹄加水一起煮。

【用法】吃肉喝汤。每天 1 次，连吃 3 ~ 4 次。

【功效】清热消肿，通经下乳。

【适用人群】乳腺炎、乳汁不下的哺乳期女性。

◎ **银花地丁饮**

【组成】金银花 10 克　紫花地丁 10 克　蒲公英 10 克

【制法】把金银花、地丁、蒲公英放入杯子里，冲入沸水，盖盖焖 3 ~ 5 分钟即可。

【用法】代茶饮。

【功效】清热解毒，消肿下乳。

【适用人群】乳腺炎、乳汁不下的哺乳期女性。

专家提示　初产妇哺乳期得了乳腺炎，要尽早去医院就诊，不能拖延。

第二节　解决男人的难言之隐

一、前列腺炎

前列腺炎是成年男性的常见病之一，以尿道刺激症状（尿频、尿急、尿痛）和慢性盆腔疼痛为主要临床表现，可能伴有排尿终末血尿或尿道脓性分泌物，急性感染的人还可能出现怕冷、发热、乏力等全身症状。前列腺炎的病因比较复杂，和饮食习惯、不健康的性行为、职业伤害、泌尿生殖系统炎症以及精神心理因素等有关，严重的还会造成患者性功能障碍甚至不育，影响生活质量。

作为当代的成功男士，大会小会要发言，但是前列腺不能"发炎"。下面就让我们一起看看哪些方法可以解决男人的这个"难言之隐"吧。

◎ 大黄方

【组成】酒大黄 50 克

【制法】把酒大黄放入砂锅里，加水 400 毫升，煎煮至 200 毫升。

【用法】用药液熏洗会阴部，药液不烫手的时候，用毛巾浸液擦洗会阴处。并在局部顺时针按摩，早晚各 1 次，每次 30 分钟。另取中极（脐下 4 寸处）、会阴（阴囊根部和肛门连线的中点）两穴，外敷用生姜汁调制的大黄末 10 克，胶布固定。体质强壮或有热象的人，每天可用 3～6 克生大黄泡茶喝；年高体弱无明显热象的人，每天可用 3～6 克制大黄水煎 20 分钟后喝。以上各疗法同时治疗 15 天。

【功效】泻热毒，化积滞，行瘀血。

【适用人群】慢性前列腺炎患者，尤其是长期久坐造成前列腺气血循环不畅的患者。

专家提示 大黄泻下通便的作用被很多人熟知，但大黄还是一味很好的活血药，尤其是用酒炮制过以后，其苦寒的特性被抑制，而活血化瘀的作用更加突出。

案例 李师傅，男，47 岁，出租车司机，长期久坐在车上，有时半天也难得下车活动一下，3 年前患上了前列腺炎，尿频、小腹疼痛，吃了很多中西成药都效果欠佳。由于工作性质不能老上厕所，他有时只好带着成人尿垫，夏天捂得阴部都起了湿疹，痛苦不堪，后来经过使用大黄方外洗，自我按摩，配合内服清热祛湿活血中药，两周左右症状就明显改善，再也不为开着车无处找厕所发愁了。

◎ 生甘草方

【组成】生甘草 20～40 克

【制法】每天取生甘草 20 到 40 克，开水冲泡。

【用法】代茶饮用，可每天服用。同时配合局部锻炼：臀部和大腿夹紧，深吸气时肛门上提，屏气 10 秒，呼气，放松全身，肛门下垂。

【功效】清虚热，调阴阳。

【适用人群】一般慢性前列腺炎患者。

专家提示　生甘草具有清热解毒的作用，尤其是清解阴经的虚热；但是甘味的中药容易助湿，会加重湿热表现，因此前列腺炎有舌苔厚腻、食欲不佳等湿热表现的人，不适合用这个方子。

◎ 三七

【组成】三七粉 3 克

【制法】药店购买三七块，代加工为粉末；或直接购买三七粉。

【用法】每天取三七粉 3 克，温开水送服，隔日 1 次，服药 1 个月后可取得明显疗效。

【功效】活血化瘀，消肿止痛。

【适用人群】慢性前列腺炎，属于瘀血内阻的患者。

专家提示　三七是一味很好的活血化瘀药，由于质地坚硬，一般多打粉后服用。这个方子可以和大黄方配合使用，内服外洗，疗效更佳。

案例　64 岁的王大爷，身患多种慢性病，除慢性前列腺炎外，还有高血压、冠心病、腔隙性脑梗塞、下肢静脉曲张等，常年服用大量药物维持，后因看养生节目喜欢上了中医，来到门诊咨询，在我们的建议下，老人决定口服三七粉治疗，经过两个多月的坚持，王大爷说他的小便比以前通畅多了，次数明显减少，血压比以前变得平稳了，精神状态也比以前好多了。

◎ 车前绿豆粱米粥

【组成】车前子 60 克　橘皮 15 克　通草 10 克

【制法】把上述药物用纱布包裹，煮汁去渣，加入绿豆 50 克、高粱米 100 克煮粥。

【用法】空腹服用，连续服用 1 周，对于急性患者可明显缓解症状，慢性患者可长期服用。

【功效】清热利湿，解毒消肿。

【适用人群】急慢性前列腺炎、小便淋漓不尽而且尿道疼痛，属于湿热下注的人。

小贴士

瘀血内阻有什么表现？

中医学认为，局部气血循环不畅、瘀血内停可导致前列腺内环境改变，不利于炎症的清除，可见到盆腔或会阴部隐隐刺痛，舌诊可见到舌色紫暗、舌下静脉曲张。

小贴士

湿热下注是什么？

中医学认为，当人体水液代谢能力下降时，就会出现湿邪，湿邪容易停积在人体下部，湿邪阻滞气机就容易产生郁热，也就是慢性炎症的表现。

专家提示 前列腺炎患者，平时要注意少吃或不吃辛辣刺激的食物，劳逸要适度，尤其是慢性前列腺炎患者，要养成良好的生活习惯，才有利于疾病的康复。

◎ 保元化滞汤

【组成】黄芪 60 克　滑石 30 克　琥珀 3 克

【制法】上药前两味加水 400 毫升，用砂锅浸泡 30 分钟后，先用大火煎至沸腾，再改用小火煎 30 分钟，得药液大约 200 毫升。

【用法】取药液 100 毫升冲琥珀粉 1.5 克，每天早晚各服 1 次。

【功效】益气扶元，消瘀利水。

【适用人群】气虚血瘀型的慢性前列腺炎患者。

专家提示 黄芪有很好的补虚效果，很多中老年人的慢性前列腺炎都是虚实夹杂，使用黄芪配伍清利湿热的中药可以达到扶正祛邪、标本兼治的作用。

案例 医院退休职工张大爷，经常到科里来，患者少的时候就喜欢和我们聊一聊，有次说起他患上前列腺炎 5 年了，反反复复，就是治不彻底，想看看中医有没有好办法。当时我经过四诊辨证后给他开了保元化滞汤加减，1 周后，他高兴地来到科室，还带来自己做的酱肘子感谢我，说他从来没想到中药这么神奇，7 副药就明显改善了他的症状，小便比以前痛快多了，也没有了那种酸痛的感觉，他决心继续服用中药，把疾病彻底治愈。

◎ 胡椒麝香贴

【组成】麝香 0.15 克　白胡椒 7 粒

【制法】把白胡椒研成细末，瓶装密封备用。

【用法】患者取仰卧位，用水把肚脐洗干净，把麝香粉倒入肚脐内，再把胡椒粉盖在上面，覆盖一张小圆白纸后，用胶布固定。每隔 7 ~ 10 天换 1 次，10 次为一疗程，疗程间休息 5 ~ 7 天。

【功效】温经通络，活血消炎。

【适用人群】各种类型慢性前列腺炎患者。

专家提示　麝香是名贵中药，有很强的行气活血的特性，既可以用它来活血通窍，也可以外用行气散郁。但是，家中有孕妇的一定不能用这个方子，不然会有堕胎的危险。

二、前列腺增生

前列腺增生是老年男性常见疾病之一，其病因是由于前列腺的增大对尿道和膀胱出口产生压迫作用，临床上表现为尿频、尿急、夜尿频繁和排尿费力，容易出现泌尿系统感染、膀胱结石和血尿等并发症，对老年男性的生活质量产生严重影响。由于对本病认识不足或羞于求医，很多患者没有及时采取治疗措施，导致病情的不断加重。其实，只要了解一些简单的小偏方，我们在家自己就可以治治看了！

◎ 芡实莲子方

【组成】芡实　莲子肉各20克　三七粉3克　陈皮半片　猪膀胱1个

【制法】把芡实、莲子肉、三七粉和陈皮放入洗净的猪膀胱里，一起放到砂锅里加水煎煮到肉熟，加入适量食盐调味即可。

【用法】每周使用两次，喝汤即可。连续使用两个月。

【功效】补肾益气，活血化瘀。

【适用人群】前列腺增生，属于肾虚血瘀的中老年患者。

> **小贴士**
>
> **莲的妙用**
>
> 中医学认为，莲一身都是宝，荷叶、莲蓬、莲子、莲子心、荷梗、莲藕都能入药，莲子能健脾益肾，更有安神的功效噢。

专家提示　前列腺增生是良性病变，与前列腺癌是两种不同性质的疾病，虽然都发生于前列腺，但一般情况下，前列腺增生本身是不会转变为前列腺癌的。

案例　赵老师是一位退休教师，自学中医，经常喜欢搜集一些小验方，给不少亲戚朋友解决了健康问题。她的老伴前年体检查出了前列腺增生，平时排尿比较费力，容易有尿等待和尿后余沥情况，但他一直拒绝上医院就诊，更拒绝吃中药。后来赵老师找到我们咨询，看有没有简单实用的小方子，既好吃又治病，我们给她推荐了这个食疗方，由于味道可口，她老伴也就欣然配合治疗。两个月后，赵老师兴奋地找到我们，告诉我们她老伴的症状出现了明显的改善，要好好感谢我们。

◎ 老年前列腺增生方

【组成】生南瓜子 90 克

【制法】剥皮，留瓜子仁。

【用法】分早中晚 3 次吃，每次吃若干，1 周为一疗程，连续服用 2 ~ 3 个疗程。

【功效】补脾益气。

【适用人群】前列腺增生，属于脾虚的老年患者，也可用于一般性食疗或预防。

专家提示　南瓜子富含锌，对预防和改善男子前列腺疾病具有很好的药用功效。研究发现前列腺病变主要是由于前列腺里含锌量减少的原因。经常吃生南瓜子，就可以预防和改善前列腺疾病。

◎ 水蛭方

【组成】水蛭若干，一般中药店有售，须凭医生处方购买。

【制法】把水蛭研末。由于它的气味咸腥，一般不直接口服，为了方便服用，可以自己把水蛭粉装到胶囊里服用。

【用法】口服，每次 1 克，每天两次，20 天为一疗程，停用 1 周后进行第 2 个疗程。总疗程需 3 ~ 9 个不等。

【功效】活血祛瘀，软坚散结。

【适用人群】前列腺增生，属于瘀血阻滞比较明显的患者。

小贴士

三七又叫田七，明代著名的医药学家李时珍称其为"金不换"。名扬中外的中成药"云南白药"和"片仔癀"，都是以三七为主要原料制成的。

专家提示　水蛭俗称蚂蟥，是我国传统的特种药用水生动物，其干品炮制后入药，有破血逐瘀通经的功效，对于瘀血证有很好的作用，水蛭制剂在防治心脑血管疾病和抗癌方面具有特效哦！

◎ 三七洋参散

【组成】三七　西洋参各 15 克

【制法】把以上两种药材分别研粉混匀。

【用法】每次用温开水冲服 2 克，每天 1 次（病程较长，小便点

超简单实用的　小偏方

滴而出的人每天 2 次），15 天为 1 个疗程。一般 2 ~ 3 个疗程即可痊愈。

【功效】益气，活血，化瘀。

【适用人群】前列腺增生，属于气虚血瘀证的老年患者。

专家提示 三七是中药材中的一颗玥珠，清朝药学著作《本草纲目拾遗》中记载："人参补气第一，三七补血第一，味同而功亦等，故称人参三七，为中药中之最珍贵者。"

案例 同住一个小区的王大爷体检发现了前列腺增生，前来找我咨询，由于他曾经有过脑梗死病史，平时又不爱运动，体型偏胖，经常觉得精神疲倦，我认为他属于气虚血瘀证，就给他推荐了三七洋参散。他特地托人从云南带了三七，又购买了加拿大产的精品西洋参，打粉后坚持服用了 3 个月，同时也加强了运动锻炼并且注意控制饮食。一次在院里遛弯时遇到他，容光焕发，神采奕奕，感觉变了一个人一样。问他保养的秘诀，他哈哈大笑说："都是你给我推荐的中药，怎么还反过来问我了。"原来那个小方子配合运动不只治好了他的前列腺增生，连血脂、血压也大大改善，整个人的精神面貌都大不一样了。

三、遗　精

遗精是指无性交活动时的射精，是青少年常见的正常生理现象，约有 80% 未婚青年都有过这种现象。正常未婚男子，每月遗精可达 2 ~ 8 次，并无异常。在有规律的性生活时，经常遗精或遗精次数增多，一周数次或一夜数次，或者仅有性欲产生就出现遗精或滑精（在睡眠做梦中发生遗精称为梦遗，在清醒状态下发生的遗精叫滑精），这些往往属于病态。原因有：一是经常处于色情冲动中，或有长期手淫的不良习惯；二是生殖器官局部病变的刺激（如包茎、包皮过长、尿道炎症、前列腺炎等）。如果得不到及时治疗，可能影响青少年心理健康和男性性功能。其实，对于病情轻微的遗精青少年，通过心理调节，同时配合小验方食疗，就可以取得很好的疗效。

◎ 金樱子鲫鱼汤

【组成】金樱子 30 克　鲫鱼一尾

【制法】鲫鱼去内脏、鱼腮、鱼鳞，和金樱子一起放入砂锅加水煲汤，等到肉熟之后再加油盐调味。

【用法】吃鱼喝汤，每天 1 次。

【功效】补肾健脾，兼可利湿。

【适用人群】脾肾两虚型遗精患者，表现为遗精频繁，腰酸腿软，面色缺少光泽，体虚容易疲劳，胃口差，大便稀等。

专家提示 遗精的青少年很多有不良生活习惯如手淫、看色情刊物等，在积极治疗的同时，必须加以心理疏导。

◎ **芡实粉粥**

【组成】芡实粉 30 克　核桃肉（打碎）15 克　红枣（去核）5～7个　糖适量

【制作】芡实粉先用凉开水打糊，倒入滚开水中搅拌，再拌入核桃肉、红枣肉，煮熟成糊粥，加糖即可。

【用法】每天 1 次，坚持服用半个月。

【功效】滋补脾肾，固涩精气。

【适用人群】脾肾气虚、精气不固而引起的遗精、滑泄、腰膝无力等。

专家提示 进补的原则是既要营养滋补，又要容易被消化吸收。芡实就具有这一特点，其所含碳水化合物极为丰富，含脂肪很少，因而非常容易被人体吸收。

案例 小陈是一个初三学生，以前学习成绩很优秀，但不小心染上了手淫的习惯，父亲带他来看病时已经有两年的手淫史，看上去脸色黄里透白，他自己说经常头晕乏力，特别容易勃起，晚上总爱遗精，以至于记忆力减退，上课精神不集中，成绩下滑很严重。我详细为他讲解了手淫的危害，告诫他一定要及时戒除，同时给他开了桂枝加龙骨牡蛎汤，配合芡实粉粥食疗。2 周后，他的遗精症状消失，头晕乏力也有好转。我告诉他继续服用芡实粉粥半个月以巩固疗效。半年后，等到中考结束，他高兴地来到诊室感谢我，因为他学习成绩又恢复往常，终于顺利考上了重点高中。

◎ 五味子遗精方

【组成】北五味子 500 克　蜂蜜 1000 克

【制法】把五味子洗净后水浸一夜，去核，放温水里洗去余味，纱布过滤后放到砂锅里，加蜂蜜，慢火熬成膏状。

【用法】每天 1 ~ 2 勺，口服，温水送服。

【功效】补精，益气，安神。

【适用人群】一般遗精患者均可使用。

小贴士

早在两千多年前，王公贵族和中药名师已普遍采用这种强身妙品。五味子，顾名思义，是一种具有辛、甘、酸、苦、咸五种味道的药物，这种五味俱全、五行相生的果实，能对人体五脏心、肝、脾、肺、肾发挥平衡作用。

专家提示　五味子有安神的功效，兼有心烦不安、失眠多梦的患者尤其适用本方。

◎ 苁蓉羊肾汤

【组成】肉苁蓉 20 克　羊肾一对

【制法】羊肾洗净去筋膜，肉苁蓉洗净切片，一起放到砂锅里，加入清水，大火煮沸，小火炖煮 20 分钟，以羊肾熟烂为度，加油盐调味。

【用法】吃肉喝汤，每天 1 剂。

【功效】温壮肾阳，益气固精

【适用人群】长期遗精的患者。

专家提示　肉苁蓉性温，容易上火的朋友不适用这个方子。

案例　汪某是美容院的一名职员，经常接触不健康刊物、电影

小贴士

认识肉苁蓉

肉苁蓉药用价值极高，素有"沙漠人参"的美誉，它味甘咸，性温，有补肾阳、益精血、润肠道的作用，可以治疗肾阳虚衰、精血不足的阳痿、遗精、尿频、腰痛、耳鸣目花等，还能治疗老年人的肾虚便秘。民间也流传着"宁要苁蓉一筐，不要金玉满床"的谚语。

等，长期遗精，以至于身体素质越来越差，体重下降，面色又黄又暗，食欲不振，气虚懒言，经常腰疼怕冷。来到医院就诊后，我们给他推荐了这个养生食疗的小方子，并告诫他一定要保持健康的生活方式，不然很难治愈这个顽疾，久而久之，身体会出现更大的问题。1个月后，我在路上遇到他，他高兴地对我说已经好多了，精神也比以前好了，感谢我又让他恢复了正常人的生活。

四、阳 痿

阳痿也就是勃起功能障碍（ED），是指在企图性交时，阴茎勃起硬度不足以插入阴道，或阴茎勃起硬度维持时间不足以完成满意的性生活。阳痿的发病率占成年男性的 50% 左右。男性性功能障碍包括性欲减退、勃起功能障碍、性高潮和射精功能障碍、阴茎疲软功能障碍等，其中勃起功能障碍是最常见的男性性功能障碍，也是最让堂堂男子汉羞于启齿的疾病。其实阳痿并不可怕，多数都能治疗，有的甚至用一些简单的方法就能达到很好的效果。下面，让我们一起学习一下怎样才能让男人们"重振雄风"吧！

小贴士

中医学的肾虚不同于西医所说的肾脏疾病，阳痿患者有些属于肾虚表现，但并不代表出现了肾功能的异常，不必过分忧虑。

◎ **补子丸**

【组成】补骨脂 240 克　茯苓 120 克　韭菜子 60 克

【制法】以上药物一起放到陈醋里，醋没过药约 1 指高，点火煎煮，煮后晒干，一起研成细末，做成梧桐子大的药丸。

【用法】每次服 20 丸，早晚各 1 次。1 个月为一疗程。

【功效】补肾壮阳。

【适用人群】阳痿患者。

专家提示　阳痿患者多伴有不同程度的心理障碍，在积极进行药物治疗的同时，要进行适当的心理干预，积极克服紧张、焦虑等不良情绪对性生活的影响。

◎ 茴香脐贴

【组成】小茴香 5 克　炮姜 5 克　食盐少许　蜂蜜适量

【制法】把小茴香和炮姜碾磨成末，和蜂蜜、食盐调成丸状。

【用法】敷在脐部，用胶布固定，5 ~ 7 天更换。

【功效】温肾助阳。

【适用人群】阳痿患者。

小贴士

　　脐疗历史悠久，源远流长，是中医药宝库中的瑰宝，也是中医外治法的重要组成内容之一，通过药物作用和对肚脐的刺激作用，激发经气、疏通经络、促进气血运行、调整人体脏腑功能、协调人体阴阳、扶正气、祛邪气，从而达到防病治病的目的。

专家提示　脐部有湿疹等疾病时不可使用这个方法，一般使用脐疗后要及时清洁脐窝，以防感染。

◎ 细辛丁香露

【组成】细辛　丁香各 20 克　消毒酒精 100 毫升

【制法】细辛、丁香浸泡于酒精中即可。

【用法】房事前半小时把药液涂在龟头上，临行房前洗去，每 10 次为一疗程。

【功效】降低龟头敏感度，延迟射精。

【适用人群】阳痿患者。

专家提示　酒精过敏的人禁用。

案例　小王今年上半年刚结婚，由于缺乏经验，性生活质量不佳，一直闷闷不乐，经常怀疑自己性功能有问题，但说到向别人讨教"经验"，又羞于启齿。上月找我治疗咳嗽效果不错，于是跟我提起这事，我仔细询问后，排除了他器质性病变的可能，解开了他的疑虑，并为他开了一副疏肝解郁的中药，同时告诉他回家配置细辛丁香露外用。2 周后，小王来复诊，满面春风，得意地告诉我现在的生活比新婚还要甜蜜呢。

◎ 金樱子杜仲煲猪尾

【组成】金樱子 25 克　杜仲 30 克　猪尾 2 条（去毛洗净）

【制法】把金樱子、杜仲洗净，装入纱布袋里，扎紧袋口。再把猪尾去毛洗净，和药袋一起放到砂锅里，加水适量。用大火煮沸，再用小火熬 40 分钟。最后加入精盐调味。

【用法】吃肉喝汤，不拘时间。

【功效】补肾助阳。

【适用人群】阳痿患者。

小贴士

　　杜仲是杜仲科植物杜仲的树皮。由于药用价值高，并且用途广，所以杜仲又被人们誉为"植物黄金"。杜仲的特征是表皮草质，内有韧性较强的白丝相连，剥皮后又生。只要保护好母树，就能经常剥皮，一年1次。

专家提示　杜仲药用部位是树皮，除补肝肾作用外，还有良好的强腰健骨、降压降脂的功效，特别适合老年人使用。

案例　家住朝阳区的高大叔，中年离异，59 岁又新娶了一位夫人，但毕竟岁月不饶人，男性雄风已是不比当年了，为了提高性生活质量而到我处求诊。经过详细的诊查，我发现其实高大叔没有任何器质性问题，只是简单的肾虚阳痿，于是给他开了补肾助阳的金樱子杜仲煲猪尾汤作为长期食疗方，并让他练习叩齿固肾法。1 个月后，李大叔回来复诊，高兴地告诉我阳痿症状得到了明显改善，而且性生活时间也大大延长了。

◎ 肉苁蓉粥

【组成】肉苁蓉 30 克　鹿角胶 5 克　羊肉 100 克　粳米 150 克

【制法】肉苁蓉水煎取汁，羊肉切成小块，和米一起煮粥，临熟时下鹿角胶煮到粥熟。

【用法】适于每天食用。

【功效】补肾阳，益精血。

【适用人群】阳痿患者。

专家提示 肉苁蓉、鹿角胶药力平和，补而不峻，适合长期使用。

五、早 泄

早泄是指以性交开始即行排精，甚至性交前即泄精，不能进行正常性生活为主要表现的疾病。早泄是最常见的男子性功能障碍之一，约有 1/3 已婚男性在不同程度上曾经或一直为此烦恼。严重的早泄很容易诊断，偶尔出现 1 次或数次射精过早不能认为是病态，新婚夫妇由于缺少性经验，过于激动或紧张，出现"早泄"并不罕见。早泄的出现给男性朋友带来了很大的烦恼，虽然疾病本身并不危害健康，但常常让患者抬不起头，严重影响到了患者的心理健康和家庭幸福。对于这个并不少见的病，如果男性朋友们了解它的原因并掌握一些相关的简单治疗方法，也许你会发现，所谓的"早泄"其实没那么可怕，你的幸福你做主！

◎ **五倍子脐贴**

【组成】五倍子粉 6 克

【制法】每次取五倍子粉 2 克，用醋调成糊状。

【用法】置于肚脐处，用小胶布固定。每昼夜更换 1 次。使用不超过 7 天。

【功效】收敛固精。

【适用人群】早泄的人。

专家提示 五倍子有很强的收敛作用，不可久用，否则可能阻碍精窍，导致射精困难。

案例 医院附近小商店的魏先生，为人和善，买卖公平，我们经常光顾他的小店。有次我去买饮料，老魏跟我提起最近经常早泄，为此非常苦恼，向我讨教秘方，我本想给他开几副中药，可他说根本没有时间熬药，没办法坚持，想来想去，就给他开了这个五倍子脐疗方，让他回去自己买五倍子打粉敷脐，同时配合保健操进行阴茎按摩，步骤为先摩擦龟头，再上下搓动，然后搓揉整个阴茎，拉伸阴囊。先用温水操作，温水按摩 3 ~ 5 分钟后换凉水操作 3 ~ 5 分钟，每天 1 次。一个月后，我再去他的小商店买东西时，他坚持要送我一个大西瓜，说我的方法很管用，现在他再也不担心早泄的问题了。

◎ 地龙韭汁饮

【组成】鲜地龙 10 条　韭菜汁 10 毫升

【制法】地龙破开洗净，加入韭汁，捣成糊状。

【用法】黄酒送服上药，每天两次，连服数天可见疗效。

【功效】温阳活络。

【适用人群】早泄患者。

地龙是什么?

地龙，也就是我们通常所说的蚯蚓，《本草纲目》称它具有通经活络、活血化瘀的功效，现代常用于预防、治疗心脑血管疾病。

专家提示　韭汁对胃黏膜刺激性较强，有慢性胃肠疾病的患者不适合食用。

◎ 金樱子酒

【组成】金樱子 500 克　党参　续断　淫羊藿　蛇床子各 50 克　白酒 2500 毫升

【制法】把上述药物放在瓶中，倒入白酒，密封瓶口，半月后启用。上面这些药可浸白酒 2 ~ 3 次。

【用法】每天早晚各服 25 毫升，连服 10 天为一疗程，可服至病愈。

【功效】补气壮阳，固涩精关。

【适用人群】一般早泄患者。

肾阳虚与早泄的关系

中医学认为，肾阳是人体一身阳气的根本，阳气有固摄阴精的作用，尤其是肾阳的强弱，关系到对肾精的封藏，肾阳不足的人，容易出现遗精、滑精、早泄等现象。

超简单实用的　小偏方

专家提示 药酒不适合酒精过敏的患者，同时饮酒要适量，不可醉酒后进行性生活，会严重危害身体健康。

案例 药店经理汪先生，因我常去抓药而相识，虽然是中药店老板却不懂中医，经常服用六味地黄丸却仍旧早泄，非常沮丧，有次向我问起治疗早泄的方法，我经过辨证认为他属于肾阳虚、精关不固，根本不是六味地黄丸的适应证，我知道他平时喜欢喝酒，就给他推荐了这个金樱子药酒，并让他使用细辛丁香露辅助性生活。等到过了几个月，我再去药店的时候，汪经理兴奋地告诉我药酒真的管用，早泄的问题解决了。

六、男子不育症

一般说来，男子必须有足量健康的精子、通畅的射精管、良好的射精功能，才具有生育能力。缺乏上述条件之一，就有可能不育。随着社会压力的增大，各种物理、化学、生物污染对人体质的影响，以及生活环境中的各种因素的干扰，导致男性精子的数量和质量正在不断下降，患不育症的患者日益增多。由于不育症的产生涉及很多方面，所以治疗也需要"多管齐下"，在明确病因进行针对性治疗的前提下，配合下面这些简单实用的小验方，才更有可能解决这个大问题。

◎ 羊肾汤

【组成】羊肾 1 对　肉苁蓉 50 克　枸杞子 15 克

【制法】把羊肾去筋膜，肉苁蓉酒浸切片，和枸杞子一起煮汤，加入葱白、盐、生姜等调味品即可。

【用法】喝汤吃羊肾。

【功效】补肾生精。

【适用人群】肾虚型不育症易性。表现为腰酸腿软，性欲减退，精神疲惫，气短乏力；或者没有明显症状，但是精液常规检查显示精子数量少、成活率低、活动能力差。

专家提示 男性不育症首先必须到正规医院进行检查，排除器质性病变后，符合中医肾虚表现的就可使用中药补肾益精治疗。

◎ 猪肾羹

【组成】猪腰子 1 对　骨碎补 10 克

【制法】把猪腰子去筋膜腺体，切块划割细花，和骨碎补加水适量煎煮 1 小时，稍加食盐调料等即可。

【用法】分顿吃，可连吃数天。

【功效】补肾益精，壮腰膝。

【适用人群】肾虚型不育症男性。

◎ 核桃枸杞粥

【组成】核桃仁 50 克　枸杞子 15 克　细大米适量

【制法】把核桃仁捣碎，细大米随食量而定，淘净，放入枸杞子，加水适量煮成粥即可。

【用法】常佐餐食用。

【功效】补肾阴，益精气。

【适用人群】肾虚型不育症男性。

专家提示　核桃仁、枸杞子都是常用的药食两用的药材，都归肝、肾、肺经，核桃仁甘涩温，偏于补阳，枸杞子甘平，偏于补阴，合在一起用，阴阳双补，可以久服。

◎ 芡实茯苓粥

【组成】芡实 15 克　茯苓 10 克　大米适量

【制法】以上两种食材捣碎，加水适量，煮至软烂时，再加入淘净的大米适量，继续煮烂成粥。

【用法】1 天内分顿吃，可以连吃数天。

【功效】固肾涩精，健脾止泻。

【适用人群】脾肾两虚型不育症男性。除了肾虚表现外，还有食欲差、大便稀、腹胀等症状。

专家提示　芡实甘涩平，归脾、肾经，偏于固肾涩精；茯苓甘淡平，归心、肺、脾、肾经，偏于健脾渗湿，两个药比较平和，再加上滋补脾胃的大米，适合长期吃。

超简单实用的　小偏方

◎ 巴戟二子酒

【组成】巴戟天　菟丝子　覆盆子各 15 克　米酒 500 克

【制法】把上药一起浸入米酒中浸泡 7 天即可。

【用法】每次 1 小杯，1 天 2 次。

【功效】补肾益精固涩。

【适用人群】肾阳不足的不育症男性。

　　专家提示　巴戟天、菟丝子、覆盆子都具有补肾助阳的作用，而且性质都相对比较平和，再加上能够活血通经的米酒，适合肾阳虚的人长期服用。

◎ 枸杞生地汤

【组成】枸杞 30 克　生地 30 克

【制法】上两味药加水 500 毫升，用砂锅浸泡 30 分钟后，先用大火煎至沸腾，再改用小火煮 30 分钟，得药液大约 200 毫升。

【用法】每天 1 剂，早、晚分 2 次服用。10 天为一疗程。

【功效】补肾填精。

【适用人群】肾阴不足型不育症男性。

◎ 当归红花艾叶煎

【组成】当归 6 克　红花 6 克　生艾叶 6 克　生鸡蛋 3 个　陈酒 600 毫升

【制法】把上述 5 味药放到砂锅里，加水 500 毫升一起煮至蛋熟，剥去蛋壳再放入锅里一起煮至 300 毫升即可。

【用法】去药渣吃蛋喝酒，每天 1 次。

【功效】活血化瘀，温肾生精。

【适用人群】血瘀型不育症男性，表现为脸色发暗发青、皮肤干燥瘙痒、身上出现肿物包块，舌头颜色发暗或者有瘀点瘀斑，或者有精索静脉曲张的。

七、精索静脉曲张

精索静脉曲张是精索里的蔓状静脉丛发生了异常的扩张、伸长和迂曲。该病在普通男性中发病率约为 20%，在不育男性中约为 40%。多见于青壮年男性，青少年中相对较少。精索静脉曲张属于血管病变，多见于左侧，约占 85% ～ 90%，双侧同时静脉曲张的约有 10%，单纯发生在右侧的比较少见。精索静脉曲张通常没有症状，多在常规体检时发现，或在自我体检时发现阴囊出现像蚯蚓一样的团块但是不痛，或因为不育就诊时发现。有的患者可伴有坠胀感、隐痛、不适等症状，久站、步行后症状会加重，平躺后可缓解或消失。可以合并有下肢静脉曲张、痔等疾病。精索静脉曲张是男性不育的首位原因，在原发性不育症患者中占 35%，继发性不育症患者中占 50% ～ 80%，值得引起高度重视。男性朋友们有了这个问题，如果不是非常严重，可以试试用下面这些方法。

超简单实用的 小偏方

◎ 蜈蚣全蝎散

【组成】蜈蚣 10 克　全蝎 10 克　白胡椒 2 克

【制法】以上 3 药一起研成细末。

【用法】黄酒送服上药，每次 2.4 克，每天 1 次，睡前服用，轻者 1 次见效，重者一周起效。

【功效】祛风通络，散结止痛。

【适用人群】阴囊坠胀，疼痛，有明显血管瘀曲的人。

◎ 橘核益母草黑豆糖水

【组成】橘核 15 克　益母草 30 克　黑豆 60 克

【制法】以上 3 种材料加水 3 碗煎成 1 碗，加适量的红糖调味即可。

【用法】吃豆喝汤。每天 1 剂，连服 7 天。1 个月为一疗程。

【功效】理气散结，化瘀止痛，健脾补肾。

【适用人群】瘀阻脉络型精索静脉曲张的人。

专家提示　橘核入肝经，睾丸正是肝经经过的地方，可以理气散结止痛；益母草可以活血利水，有利于改善局部血液循环；黑豆可以补肾健脾。合在一起用能标本兼治，而且药性平和，可以长期服用。

◎ 黄芪桃仁小茴煲墨鱼

【组成】黄芪 20 克　桃仁 10 克　小茴香 6 克　墨鱼 1 条（约 250 克）

【制法】把墨鱼洗净切块，连骨和其他药物一起加水煲汤，加盐调味即可。

【用法】喝汤吃墨鱼。

【功效】补气养血，理气化瘀止痛。

【适用人群】气虚血瘀型精索静脉曲张的人。

　　专家提示　这个方子也可以标本兼治，其中黄芪可以补气，有助于打通曲张的静脉；墨鱼就是乌贼，可以滋阴养血；小茴香入肝经，专门行气止痛；桃仁主要的作用是活血化瘀。这个方子也可以长期服用。

◎ 升麻芝麻茴香煲猪大肠

【组成】升麻 10 克　黑芝麻 60 克　小茴香 10 克　猪大肠一段（约 30 厘米）

【制法】洗净猪大肠，把升麻、黑芝麻、小茴香 3 药放到猪大肠里，两头扎紧，加清水适量煮熟，去小茴香、升麻和芝麻，加盐调味即可。

【用法】喝汤吃猪大肠。

【功效】行气升阳，滋补肝肾。

【适用人群】精索静脉曲张的人。

　　专家提示　精索静脉曲张的人往往存在气滞的情况，气的运行不畅，才会形成瘀阻，所以这里用了小茴香行气，升麻可以升举阳气，有助于气的上升，改善患者睾丸坠胀的症状，黑芝麻滋补肝肾。这里没有直接活血化瘀，但是气行则血行，同样可以达到治疗局部静脉曲张的效果。

第三节　让宝宝健康成长

　　儿童是一个家庭的希望寄托，也是一个国家的未来。所以无论从哪个方面说，都得重视他们的健康。现代人生活水平提高了，对于孩子的重视也提高了，但这种重视有的时候并不科学。我们经常可以看到，父母亲戚对于孩子的要求从不拒绝，只要孩子喜欢，无论多少都买给他（她）；喜欢吃的东西放开肚皮吃，不喜欢吃的东西就一口不吃；有的孩子胃口差，身体瘦弱，家长就花钱买各种营养品给孩子"进补"……种种不科学的行为，让现在的小胖墩、豆芽菜越来越多，而正常体型的孩子越来越少。

儿童的身体正处于迅速发育的状态，由于身体的机能还没有完全发育好，容易发生一些小毛病。但也正因为处于旺盛的生长过程中，稍微调整一下就很容易恢复正常。所以当你的孩子出现了以下这些问题的时候，何不先试试下面这些小方子呢？

一、小儿厌食症

厌食症是指长期食欲减退或拒食的一种病证。表现为长期（2个月以上）食欲不振。得病的孩子往往因食之无味而不想吃饭，甚至拒绝吃饭，同时有面色缺少光泽、形体消瘦，但精神正常。本病以1～6岁者多见，城市儿童居多。近年来，这个病越来越多。

西医学认为本病是由于体内锌元素的缺乏，因而影响食欲和消化功能；家长过分溺爱和不正确的喂食态度，也会让儿童的情绪发生变化，影响中枢神经系统功能，从而使消化功能的调节失去平衡。中医学一般认为是小儿脾胃虚弱（脾气虚、胃阴虚等）或者饮食积滞导致的。下面，介绍几个调节厌食症的小方子。

◎ **葱白萝卜汁**

【组成】葱白　萝卜

【制法】把上两种食材洗净，切碎捣烂取汁。

【用法】每天多次饮用。

【功效】温中行气，消食化积。

【适用人群】食欲不振、大便稀、舌淡的厌食症儿童。

开胃食物（一）

　　茴香苗：把小茴香苗洗净切碎，稍加食盐、芝麻油、味精，凉拌当菜吃，每天半小盘。也可把小茴香加少许肉馅包馄饨、饺子或包子，让孩子进食。食量要由少增多，不可过量。小茴香健胃、理气化带，食后可消食除满、增进食欲，实为治小儿厌食的美味佳肴。

◎ 山楂红枣内金汤

【组成】山楂片 20 克　红枣 1 个　鸡内金 2 个

【制法】把山楂、红枣烤焦成黑色，加入鸡内金和白糖，煮水。

【用法】每天 2 ~ 3 次温服，只喝水不吃鸡内金。2 天为一疗程。

【功效】消食化积，健脾开胃。

【适用人群】食欲不振、不思饮食、形体消瘦、手脚心热的厌食症儿童。

开胃食物（二）

　　橘皮：鲜橘子皮洗净，切成条状、雪花状、蝴蝶状、小动物状等各式各样小块，加上适量白糖半匀，置阴凉处一周。小儿用餐时取出一些当菜吃。每天2次。橘皮就是陈皮，是一种理气、消积、化食的药物，含有大量维生素B_1、橙皮苷等，还有健胃、止呕、祛痰止咳的作用。

◎ 蚕豆红糖水

【组成】蚕豆 500 克　红糖适量

【制法】蚕豆用水浸泡 3 小时，去壳晒干，碾成细粉。

【用法】每次 50 ~ 60 克，加红糖适量，冲入开水，调匀后喝。

【功效】温中健脾止泻。

【适用人群】食欲不振、疲卷乏力、大便稀甚至腹泻、舌质淡的厌食症儿童。

开胃食物（三）

玫瑰花：鲜玫瑰花摘下后，加白糖适量密封在瓶罐里，1个月后开封。把玫瑰花糖放一点在汤里，让孩子吃。玫瑰花含有丰富的维生素C、葡萄糖、蔗糖、柠檬酸、苹果酸等，是芳香健脾佳品。

大枣：孩子面黄肌瘦，经常腹泻，可用大红枣5～10个，洗净煮熟去皮、核吃，也可和大米煮粥喝。大枣温脾健胃、益气生津，可治疗贫血、腹泻。

◎ 药米健脾粉

【组成】山药250克　薏苡仁250克　芡实200克　大米500克

【制法】上述药物下锅，用微火炒成金黄色，混合后研细过筛即可。

【用法】每天早晚各一汤勺，可用牛奶、豆浆冲服。20天一疗程。

【功效】健脾开胃，利湿止泻。

【适用人群】食欲不振、疲倦乏力、大便稀甚至腹泻、舌淡的厌食症儿童。

小贴士

开胃食物（四）

山药：把山药洗净去皮，切成薄片，先用清水浸泡半天，加大米少量煮成稀粥，再放桂圆肉3～5个，用小火煮，加白糖少许吃。山药含淀粉、糖类、蛋白质、多种维生素、精氨酸和多种矿物质，是补中益气、健脾和胃、长肌肉的良药佳肴。

◎ 酸甜菜花

【组成】菜花750克　胡萝卜50克　调料（醋精、白糖、香叶）

【制法】菜花切成小块，用清水泡一会儿，胡萝卜去皮切成带花边的圆片；分别用沸水烫透菜花、胡萝卜，再放凉；在容器里加开水、白糖，放凉后再加适量醋精，最后加入菜花块、胡萝卜片、香叶，并用重物把菜花压在糖醋水中，使它充分浸泡入味，2～3天后即可食用。

【用法】随意吃。

超简单实用的 小偏方

【功效】开胃健脾。

【适用人群】小儿厌食症。

二、小儿感冒

感冒是四季多发病、常见病，儿童由于呼吸系统功能还不完善，就是中医说的肺气不足，抵抗力低，非常容易受到外界气候因素（风、寒、热、湿等）的影响，感染细菌、病毒等而发生感冒。感冒之后，又非常容易发热，如果处理不及时，很容易出现肺炎、抽风、心肌炎等并发症或者后遗症。所以作为父母，一定要有一些相关的医学常识，家里也要常备一些药物，在孩子感冒的时候，早发现，早治疗，完全可以不用去医院。

◎ **石膏煎**

【组成】生石膏

【制法】生石膏适量，捣碎，放入药锅里，加水 500 毫升，煎煮至 50 毫升，煎 4 次，每次煎煮时间不得少于 1 小时。

【用法】药液加糖，1 岁以上儿童每天用 200 克，1 岁以下每天用 100 克。

【功效】清肺泻热。

【适用人群】流行性感冒出现发热的儿童。

◎ **发热方**

【组成】黄连 8 克　青蒿 6 克　滑石 12 克　琥珀 1 克

【制法】以上 4 种药物一起研成细面。

【用法】每次 1.5 克，每天 2 ～ 3 次，温水冲服。

【功效】解表清里，解毒退热。

【适用人群】感冒发热的儿童。伴有尿黄甚至尿痛的最合适。

◎ 四根汤

【组成】葛根　山豆根各 8 克　板蓝根 15 克　紫草根 3 克

【制法】以上药物用水煎服。

【用法】每天 1 剂。分多次喝。

【功效】清热解毒，利咽消肿。

【适用人群】感冒发热的儿童。伴有嗓子痛的最合适。

◎ 葱姜红糖饮

【组成】生姜 50 克　葱白 8 根　红糖 50 克

【制法】葱姜分别洗净，把葱切成一寸长，生姜用刀拍碎，同放锅里，加水 2 碗，煮沸 20 分钟，把葱姜捞出并丢掉，立即冲入盛有红糖的碗里。

【用法】趁热喝汤，盖被发汗避风。每次喝的量可根据小儿喝水的量而定。每天喝 2 次，连用 3 天即可见效。

【功效】辛温解表，宣肺散寒。

【适用人群】小儿风寒感冒，头痛无汗，鼻塞。

◎ 生姜秋梨汤

【组成】生姜 5 片　秋梨 1 个　红糖适量

【制法】分别把生姜、秋梨洗干净，切成薄片，放入锅里，加水 2 碗，先用大火煮沸，再改小火煎 15 分钟，加入红糖即可。

【用法】趁热喝汤吃梨，1 次或分 2 次吃完，盖被微微发汗，避风。每天 1 剂，连用 3 天。。

【功效】发汗祛寒，止咳化痰。

【适用人群】小儿受凉感冒咳嗽，鼻塞不通。

◎ 黄豆葱白萝卜饮

【组成】干黄豆 1 把　葱白 3 根　白萝卜 3 片　白糖少许

【制法】把黄豆、葱白、萝卜片洗净，黄豆先入锅，加水 2 碗，煮沸 10 分钟，再加入葱白、白萝卜片，小火煎 20 分钟即可，喝时加白糖。

【用法】趁热喝汤，每日 1 次，避风。

【功效】宽中理气，开窍止咳。

【适用人群】小儿感冒，鼻塞不通，咳嗽咳痰。

三、小儿腹泻

小儿腹泻，又叫小儿消化不良，是儿科的常见病之一。夏秋季节发病率最高，发病年龄多在 1～2 岁以下，特别是 1 岁以下的婴儿发病率占半数以上，对小儿的健康影响非常大。西医学认为本病是由于婴幼儿胃肠道发育和功能不完善造成的。如果小儿喂养不当，食物不能充分消化和吸收，致使发酵和腐败，产生的毒性产物刺激肠壁，使肠蠕动增强而引起腹泻。另外，肠道外感染或腹部受凉使肠蠕动增强，天气过热使消化液分泌减少，都可诱发腹泻。

中医学认为腹泻和脾胃有关，小儿由于脏腑娇嫩，容易感受寒、热、暑湿等邪气，或者饮食不注意，吃的太多，或者吃了不干净的东西，或者本来就脾虚，体内有湿，导致脾胃的转移、消化能力不足，不能把饮食消化吸收，反而增加了湿，过多的湿从大便排出，就是腹泻。治疗就要根据病因，采取相应的方法。

◎ 药米鸡肝方

【组成】山药 15 克　薏苡仁 10 克　鸡肝 1 个

【制法】山药、薏苡仁研成细末，取新鲜鸡肝 1 个，切成片，拌上药末调匀，加醋放在碗里，放在锅上蒸熟即可。

【用法】吃鸡肝，早晚各 1 次。

【功效】健脾渗湿止泻。

【适用人群】脾虚腹泻的儿童。

◎ **乳泄糖浆**

【组成】山楂炭 12 克　青皮 6 克　红糖适量

【制法】山楂和青皮研成细末混匀，用水 120 毫升调成浆水状，加红糖适量，隔水蒸 20 分钟。

【用法】每次 15 毫升，每天 4 次。

【功效】消食化积，温中止泻。

【适用人群】腹泻的婴儿。

◎ **敷脐贴**

【组成】罂粟壳 5 克

【制法】把罂粟壳用水煎成汁。

【用法】用纱布浸泡后敷于脐部，一天更换数块。

【功效】涩肠止泻。

【适用人群】小儿久泄，大便像水一样，不想吃饭。

◎ **小儿敷脐散**

【组成】吴茱萸　苍术　干姜　白术各等量

【制法】上述药物一起研成细末，过筛装瓶备用。

【用法】使用时每次取 2 克，用黄酒调匀后贴敷于肚脐，每天 1 次。连用 1 周。

【功效】温中健脾，燥湿止泻。

【适用人群】婴幼儿腹泻。

◎ **内金苹果**

【组成】鸡内金 12 克　白术 20 克　苹果 1 个

【制法】鸡内金、白术炒黄研末过筛，苹果连皮放在瓦片上用大火煨烘后，去皮和核，取果肉 50 克捣烂，与鸡内金、白术末混合成糊状，装瓶备用。

【用法】1 天 4 次，每次 15 克，开水冲服。

【功效】健脾消食，收敛止泻。

【适用人群】婴幼儿腹泻。

◎ **胡萝卜汤**

【组成】胡萝卜

【制法】把新鲜胡萝卜洗净，从上到下切开，剔去中心白茎，再切成丝或小块，放锅里用水煮烂后用纱布挤压过滤，然后再将挤压后的萝卜泥状物加水或米汤（按 1：2 比列）、放糖煮沸成胡萝卜汤。

【用法】轻度腹泻，两餐之间喝，每天 3 ~ 4 次，每次 100 ~ 500 毫升；中度腹泻，胡萝卜汤可和牛奶交叉食用，隔餐喝胡萝卜汤，与牛奶同量；重度腹泻，全部停用其他食物，只喝胡萝卜汤。以上 3 种病情好转后可逐渐减量。

【功效】健脾和胃，补中益气。

【适用人群】小儿慢性腹泻。

◎ **柿饼栗子糊**

【组成】栗子肉 15 克　柿饼半个

【制法】上 2 种食材一起磨成糊状，煮熟。

【用法】每天分 2 次喂食。

【功效】补肾益气，健脾养胃。

【适用人群】小儿腹泻。

四、小儿遗尿

遗尿就是我们平常说的尿床，是指 3 岁以后不自主地排尿，常发生在夜间熟睡时，多为梦中排尿，尿后并不觉醒。遗尿症轻则数夜一次，重则一夜多次，症状有时消失有时出现，和儿童的体质、精神、白天玩耍的程度有关，患本病的少数患儿可能有尿路病变、蛲虫病、脊柱裂等，但绝大多数是大脑皮质和皮质下中枢功能失调，也就是神经系统的问题。

　　遗尿在中医里多属于虚证，中医学认为遗尿主要由于脏腑虚寒所致，如肾和膀胱气虚，导致下焦虚寒，不能约束小便；或者上焦肺虚，中焦脾弱，肺脾两虚，不能固摄，小便自遗。除虚寒外，也有挟热的一面，如肝经郁热，火热挟湿，内迫膀胱，可致遗尿。整体上还是虚寒的居多，治疗上应该以扶正为主。

◎ 遗尿散

【组成】麻黄 42 克　五味子　菟丝子各 28 克　益智仁 21 克

【制法】上述药物一起研成细末，分成 7 包。

【用法】每晚临睡前开水冲服 1 包。

【功效】宣肺温肾，健脾止遗。

【适用人群】经常尿床的孩子。

◎ 遗尿腹贴

【组成】公丁香 10 粒　八角 3 个　桂圆核 3 个　益智仁 10 克

【制法】上述药物一起研成细末，装入自制药袋里。

【用法】把药袋系在患儿腹部，5 ~ 7 天换 1 个药袋。

【功效】温肾暖脾，固精缩尿。

【适用人群】经常尿床的孩子。

◎ 遗尿脐贴

【组成】五倍子　肉桂等份　葱白适量

【制法】五倍子、肉桂研成细末，葱白洗净后捣烂取汁，把葱汁、药末调匀即可。

【用法】外敷脐部，用纱布覆盖，胶布固定，每 2 小时换 1 次。

【功效】温肾助阳，固涩止遗。

【适用人群】经常尿床的孩子。

◎ 遗尿汤

【组成】益智仁 12 克　麻黄 9 克　桑螵蛸 15 克　石菖蒲 9 克

【制法】水煎服。

【用法】6 ~ 9 岁儿童每天 1/2 ~ 2/3 剂，9 ~ 14 岁儿童每天 2/3 剂 ~ 1 剂。

【功效】宣肺暖脾，温肾缩尿。

【适用人群】经常尿床的孩子。

◎ 红枣茶

【组成】白糖 10 克　红枣 10 个　绿茶 10 克

【制法】茶叶用开水冲泡焖 5 分钟，红枣洗净掰开，放入茶杯里，加水 200 毫升，煮沸 10 分钟，
倒入茶汁，加入白糖，混匀即可

【用法】喝汤吃枣，每天 1 剂，连用数天。

【功效】健脾和胃，醒脑壮祖。

【适用人群】经常尿床的孩子。

◎ 狗肉黑豆

【组成】狗肉 100 克　黑豆 50 克　调料（盐、葱、姜、蒜）

【制法】狗肉切成小块，和黑豆加水一起煮，等到肉烂时再加入盐、葱、姜、蒜等调味品即成。

【用法】当菜吃，食完为止。隔天 1 次，连用 5 ~ 7 次。

【功效】补中益气，温肾助阳。

【适用人群】经常尿床的孩子。或者体质虚弱的儿童。

五、小儿夜啼

　　新生儿和婴儿，白天正常，一到晚上就啼哭不安，或者每晚定时啼哭，甚至通宵达旦，这种病证就叫"夜啼"。根据情况可分为两种：一是非疾病性的：如饥饿、口渴、睡眠不足、情绪变化、饮

食改变（断奶、喂乳不当）等；又如外界不良刺激，如过热、过冷、尿布潮湿、衣服过紧、被褥过重、蚊虫叮咬等。二是疾病性的：任何疾病凡是能够让小儿不舒服或疼痛，都是引起小儿哭闹的原因，其中以腹痛、头痛等最多见，其次是脑部疾病以及肺炎、中耳炎、皮肤病等。另外，由于缺乏维生素 D，使血钙偏低，患儿神经兴奋性增强，夜间惊啼者也不少。所以要解决孩子晚上哭闹的问题，先得把原因搞清楚，对症下药才能药到病除。

◎ 粳米桂末粥

【组成】粳米 50 ～ 100 克　桂心末 3 克　红糖适量

【制法】粳米煮粥，待半熟后，加入桂心末、红糖拌食。

【用法】每天 1 ～ 2 次，趁热喂食。

【功效】温中补阳。

【适用人群】脾胃虚寒导致的夜间啼哭的小儿，有大便稀、食欲差、肚子胀等表现的。

◎ 小麦大枣茶

【组成】淮小麦 15 克　大枣 6 克　炙甘草　蝉蜕各 3 克

【制法】以上各味一起水煎。

【用法】代茶饮，也可加适量葡萄糖。

【功效】清心热，健脾胃。

【适用人群】心经有火、脾胃虚弱的夜啼小儿，有小便黄、容易烦躁、食欲差等表现的。

◎ 莲子百合糊

【组成】莲子（去皮心）　百合　白砂糖各适量

【制法】莲子、百合一起炖成糊，加入白砂糖即可。

【用法】每天 1 ～ 2 次，趁热喂食。

【功效】补脾肾，养心安神。

【适用人群】心神不宁、脾肾不足的夜啼小儿，有受惊吓的经历、先天体质差、食欲不好、大便稀等。

第四节　老人长寿不是梦

一、抗衰老

从生物学上讲，衰老是生物随着时间的推移产生的一种自发的必然过程，它是复杂的自然现象，表现为结构的退行性变和机能的衰退，适应性和抵抗力减退。在生理学上，把衰老看作是从受精卵开始一直进行到老年的个体发育史。在病理学上，衰老是应激和劳损，损伤和感染，免疫反应衰退，营养失调，代谢障碍以及疏忽和滥用药物积累的结果。另外从社会学上看，衰老是个人对新鲜事物失去兴趣，超脱现实，喜欢怀旧。衰老是一种自然规律，因此，我们不可能违背这个规律；但是如果人们养成良好的生活习惯、采用正确的保健措施并适当地运动，就可以有效地延缓衰老，降低衰老相关疾病的发病率，提高生活质量。中医药学在衰老理论和延缓衰老方面，拥有深刻的阐述和丰富的实践。《素问·上古天真论》这一篇就详细论述了女子以七、男子以八为基数递进的生长、发育、衰老、死亡的规律，明确指出人体出生、成长、强壮、衰老、死亡的早晚，都受肾中精气的调节，所以衰老的过程中实际上起主导作用的是肾。老年人往往出现肾气衰退的表现，比如头发牙齿脱落、耳鸣耳聋、腰酸腿软、夜尿频多等，补肾就是延缓衰老的一个常用有效的方法。

◎ 二精粥

【组成】黄精 10 克　枸杞子 10 克　小米 50 克

【制法】黄精用清水浸泡，洗净加盖蒸到成为黑色，切成小块，把黄精小块加入小米中熬成粥，加入枸杞子，煮 1 ~ 2 分钟即可。

【用法】喝粥，每天 1 ~ 2 次。

【功效】补精血，益肾气。

【适用人群】老年人气虚衰老。

> **小贴士**
>
> **肾气虚的表现**
> 腰酸腿软，记忆力减退，耳鸣健忘，小便次数多等。

◎ 人参粉

【组成】人参粉 3 克

【制法】先用开水冲泡鲜橘皮 10 克或陈皮 3 克，再用这个水送服人参粉。

【用法】口服，每天 2 次，每次 1.5 克。

【功效】补气抗衰。

【适用人群】老年人气虚衰老。

专家提示 人参大补元气，对肺、脾、心、肾都有补养作用，是非常重要的抗衰老中药；陈皮帮助人参补气并且容易被吸收。

◎ 参乌茶

【组成】丹参 10 克　制首乌 10 克

【制法】先用水把丹参冲洗干净，再用纱布吸干水分，放入瓷碗里和米饭一起蒸煮，然后取出丹参阴干保存。

【用法】把加工过的丹参和制首乌一起放入保温杯里，用沸水冲泡 30 分钟，代茶饮。

【功效】补精血，益肝肾。

【适用人群】老年人气虚血虚型衰老。

专家提示 丹参性微寒，加工后转为平而滋润，养血活血；制首乌性微温，补肾固精，养血益肝。

二、增强记忆力

　　健忘是指记忆力差、遇事易忘的症状。中医学认为多由于心脾亏损，年老精气不足，或痰瘀痹阻脑络等所致。功能性健忘，是指大脑皮层记忆功能出了问题。人到了中年以后，最容易出现健忘。有些人为了增强记忆效果，拼命服用强身补品或补脑药物，也有人想借助烟、酒、浓茶、咖啡来克服健忘，这些都是不可取的。这样做不但不会帮助改善记忆力，反而对身体健康弊多利少。中医学认为：健忘主要是因为脑髓空虚，而脑髓空虚的基本原因是肾气肾精不足。大量的实验和临床研究表明，老年肾虚者大多脑功能下降，大脑神经细胞减少，内分泌功能紊乱，免疫功能下降，导致人体衰老的自由基含量和过氧化物随着年龄增加而增多，而抗自由基损伤的物质如超氧化物歧化酶（SOD）等含量却下降，这些变化说明肾虚是健忘的重要病因。所以防治健忘甚至老年性痴呆，原则就是补肾填精益髓，这个"精"，指的是肾精，"髓"，指的是脑髓。

◎ 桃仁杏枣蜜

【组成】核桃仁　红枣各 60 克　杏仁 30 克（去掉表皮）　酥油　蜂蜜各 30 毫升　白酒 1500 毫升

【制法】把蜂蜜、酥油溶化，倒入白酒搅拌均匀，把其余 3 味药捣碎后放入酒里，密封。浸泡 21 天后即可饮用。

【用法】每次喝 15 毫升，每天 2 次。

【功效】补肾健脑。

【适用人群】一般人都可以用，阴虚火旺的人忌服。

小贴士

怎样预防健忘？

1. 勤于用脑。中老年人经常看新闻、电视、电影，听音乐，特别是下象棋、围棋，可以使大脑精力集中，脑细胞会处于活跃状态，从而减缓衰老。

2. 保持良好情绪。

3. 经常参加体育锻炼。

4. 养成良好的生活习惯，尤其要保证睡眠的质量和时间，少吃甜食和咸食，多吃维生素、矿物质、纤维质丰富的蔬菜水果。

5. 摸索一些适合自己的记忆方法。对一定要记住的事情写在笔记本上或便条上，外出购物或出差时列一个单子，把必须处理的事情写在日历上……都是一些可取的记忆方法。

◎ 阿胶酒

【组成】阿胶 10 克　白酒 10 ～ 15 毫升

【制法】阿胶放入容器里，加入白酒，蒸到阿胶全部溶化后取出，趁热打入 1 个鸡蛋搅匀，再蒸到鸡蛋熟为止。

【用法】这是 1 次的量，每天可以吃 2 次。

【功效】滋阴养血，改善记忆力。

【适用人群】一般人都可以用，特别适合于血虚的人。

◎ 枸杞酒

【组成】枸杞 60 克　白酒 500 毫升

【制法】把枸杞泡到白酒里，密封保存，浸泡 7 天后就能饮用。

【用法】每晚喝 1 小杯。

【功效】滋补肝肾，改善记忆力。

【适用人群】一般人都可以用，特别适合肝肾不足的中老年人。

三、明　目

老花眼是中老年人随着年龄增大逐渐出现的视力模糊现象，又叫老视，主要表现是中老年人会逐渐发现在往常习惯的距离阅读时看不清楚小字，看远却相对清楚，阅读时需要更强的光亮，而且不能长时间看近处。老花眼是一种生理现象，不是病理状态也不属于屈光不正，是人们步入中老年后必然出现的视觉问题。随着年龄增长，眼调节能力逐渐下降从而引起视近困难。老花眼的发生和发展与年龄直接相关，大多出现在 45 岁以后，其发生迟早和严重程度还和其他因素有关，如屈光不正（远视眼比近视眼出现老花的时间早；戴隐形眼镜比戴普通框架眼镜的人出现老花要早）、用眼方法（从事近距离精细工作者容易出现老花症状）、身体素质（长手臂的高个子比手臂较短的矮个子出现老花的时间晚）、地理位置（赤道附近的人们较早出现老花症状）等。

中医学认为肝开窍于目，五脏六腑的精气都上输于目，眼睛的视力正常跟五脏都有关，其中尤其是肝和肾，肝血和肾精的多少关系到视力的好坏，中老年人如果肝血不足、肝肾亏虚，自然视力模糊，所以从这个角度就可以对老花眼进行针对性的调养了。

◎ 鸡肝羹

【组成】鸡肝 50 克　食盐　味精和生姜适量

【制法】鸡肝洗净切碎，切成片，放沸水中汆一下，等到鸡肝变色无血时取出，趁热加入生姜末、食盐、味精，调匀即可。

【用法】口服，每天 1 剂。

【功效】补肝明目。

【适用人群】老年人肝肾阴虚，视物模糊。

◎ 枸杞鲫鱼汤

【组成】鲫鱼 2000 克　枸杞 10 克

【制法】鲫鱼洗净，去内脏，和枸杞一起煮汤。

【用法】吃肉喝汤，每天 1 次。

【功效】滋补肝肾明目。

【适用人群】一般中老年人眼目昏花的都可以吃。

◎ 枸杞子明目酒

【组成】枸杞子适量　白酒 500 毫升

【制法】枸杞子放到酒里浸泡半月。

【用法】喝枸杞子酒，每天 10 ~ 20 毫升。

【功效】滋补肝肾明目。

【适用人群】老年人花眼和玻璃体混浊的人。

四、聪　耳

我们说一个人老了，经常说他"耳聋眼花"，除了老花眼之外，反映一个人衰老的另外一个重要标志就是耳背。随着年龄增大，很多人的听力下降，过去正常距离能够听到的声音现在往往听不清，甚至听不到，需要提高音量。如果做个检查，大多数人往往并没有什么病变，这就是衰老给人带来的老化表现。

中医学认为肾开窍于耳，人的听力是不是正常，取决于肾气肾精是不是充足，随着年龄逐渐衰老，人的肾气肾精也越来越不足，这样人的听力自然也越来越差。一个人的体质越强，肾气肾精越足，那么他衰老的速度就相对比较慢，到比较大的年龄仍然耳不聋、眼不花，说到这里，我们就该知道怎么去改善听力了。

◎ 天麻瓜皮饮

【组成】天麻 10 克　菊花 10 克　鲜芦根 30 克　冬瓜皮 30 克

【制法】上四味药洗净后放入砂锅，清水煎煮取汁就可以了。

【用法】早晚各吃 1 次。

【功效】平肝潜阳，消除耳鸣。

【适用人群】一般老年人的耳鸣和听力减退都可以用。

专家提示　这个方子特别适合于高血压、高血脂的耳鸣耳聋。

◎ 银杏干叶水

【组成】银杏叶 2 ～ 3 片

【制法】银杏叶洗干净，用开水泡水喝。

【用法】代茶饮，每天 1 次。

【适用人群】一般老年人耳鸣和听力减退的都可以用。

专家提示　因为银杏叶有一定毒性，所以第 1 次泡的水要倒掉，再用开水冲泡即可。

◎ 全蝎蝉蜕方

【组成】全蝎 10 克　补骨脂 10 克　菖蒲 30 克　蝉蜕 10 克

【制法】以上四味药研成细末，放在密封的容器里。

【用法】每天用 3 次，每次 6 克，用温开水送服。

【适用人群】一般老年人耳鸣耳聋的都可以用。

专家提示 这个方子特别适合于肾虚的耳鸣耳聋。

五、抗骨质疏松

冬天，每到下雪的日子，路面湿滑，对于老年人来讲就是非常危险的时候。因为每到这个时候，就是各种骨折的高发期。走路一不留神，脚下一滑，摔一跤，或者打个趔趄，对于青壮年人来说也许没有任何问题，可对于老年人来讲很可能就意味着一场漫长的住院。为什么老年人这么容易骨折？老百姓都说是因为骨头"脆"，也就是医学上讲的——骨质疏松。

骨质疏松是多种原因引起的一组骨病，发病多缓慢，个别人比较快，以骨骼疼痛、容易骨折为特征，

小贴士

测测您有没有骨质疏松？

1．您的父母有没有轻微碰撞或跌倒就会发生髋骨骨折的情况？

2．您是否曾经因为轻微的碰撞或者跌倒就会伤到自己的骨骼？

3．您经常连续3个月以上服用可的松、泼尼松等激素类药品吗？

4．您的身高是否降低了3厘米？

5．您经常过度饮酒吗？

6．每天您吸烟超过20支吗？

7．您经常患痢疾腹泻吗？

8．女士回答：您是否在45岁之前就绝经了？

9．您曾经有过连续12个月以上没有月经（除了怀孕期间）？

10．男士回答：您是否患有勃起功能障碍或缺乏性欲的症状？

如果您有任何一条问题的答案为"是"，就表明有患上骨质疏松的危险，但这并不证明您就患了骨质疏松症，是否患有这种病需要进行骨密度测试来得出结论。

生化检查基本正常，可能会出现这些表现：疼痛，身长缩短、驼背，骨折，呼吸功能下降等。中医学认为肾主骨生髓，所以老年人骨质疏松多数是因为肾虚，骨髓空虚，那么预防骨质疏松当然也主要从补肾的角度去考虑了。

◎ 桑椹杞子米饭

【组成】桑椹 30 克　枸杞子 30 克　粳米 80 克　白糖 20 克

【制法】桑椹、枸杞子、粳米淘洗干净，放入锅里，加水适量并加入白糖，小火煎煮焖成米饭。

【用法】做主食，可以长期吃。

【功效】滋阴补肾。

【适用人群】一般老年人都可以食用。

专家提示　老年人骨质疏松同时有腰膝酸软或酸痛，或骨折，身体消瘦，容易抽筋，指甲干枯，看东西不清晰等症状的，最适合用这个方子。

◎ 肝肾米饭

【组成】粳米 150 克　猪肝　猪肾各 50 克　熟油　姜汁　酒　白糖各适量

【制法】把猪肝、猪肾加工切块，再用熟油、姜汁、酒、糖等拌腌。米淘净后加水，按日常方法煮饭，当煮到水快要干时，把猪肝、腰花平铺在饭上，用小火把饭焖至熟透，然后拌匀食用。

【用法】做主食，可以长期吃。

【功效】滋补肝肾。

【适用人群】一般老年人都可以食用。

专家提示　老年人骨质疏松同时有腰脚酸痛无力、头晕眼花、面色苍白等症状的，最适合用这个方子。

◎ 桃酥豆泥

【组成】扁豆 150 克　黑芝麻 25 克　核桃仁 5 克　白糖适量

【制法】扁豆放开水里煮30分钟后去外皮，再把豆仁蒸烂熟，去水捣成泥。炒香芝麻，研末。油热后把扁豆泥翻炒到水分快没有的时候，放入核桃仁炒匀，再放入芝麻、白糖炒匀即可。

【用法】可经常食用。

【功效】健脾胃，润五脏。

【适用人群】患骨质疏松的老年人，也可以作为老年人预防骨质疏松服用。

◎ 猪皮续断汤

【组成】鲜猪皮200克　续断50克

【制法】取鲜猪皮洗净去毛、去脂、切小块，放入蒸锅里，加生姜15克、黄酒100克、食盐适量；取续断煎浓汁加入锅里，加水适量，小火煮到猪皮烂为止。

【用法】做菜吃。一天吃1次。

【功效】强筋健骨，滋补肝肾。

【适用人群】患骨质疏松的老年人。

专家提示　猪皮含有丰富的骨胶原蛋白，对人体的软骨、骨骼和结缔组织都有重要作用。续断有强筋骨、补肝肾等作用。此粥有利于减轻骨质疏松引起的疼痛，延缓骨质疏松的发生。

第五节　上班族必备小偏方

一、颈椎病

现代人尤其是城市人的生活节奏越来越块，工作、生活的压力也越来越大，众多的上班族整天忙于工作，除了固定的工作时间外，要么经常加班，要么回到家里还要办公，缺乏休息和运动，尤其是现代办公环境让人们成天长时间保持固定姿势坐在电脑前，于是乎就出现了上班族最常见的职业病——颈椎病。

颈椎病过去是中、老年人的常见病、多发病之一，据统计，它的发病率随年龄升高而升高。在颈椎病的发生发展中，慢性劳损是罪魁祸首，长期的局部肌肉、韧带、关节囊的损伤，可以引起局部出血水肿，发生炎症改变，在病变的部位逐渐出现炎症机化，并形成骨质增生，影响局部的神经和血管。外伤是颈椎病发生的直接因素。不良的姿势是颈椎损伤的另外一大原因。长时间低头工作，躺在床上看电视、看书，喜欢高枕，长时间操作电脑，剧烈的旋转颈部或头部，在行驶的车上睡觉，这些不良的姿势都会让颈部肌肉处于长期的疲劳状态，容易发生损伤。

一般来说，注意以下方面就能有效预防颈椎病：①树立正确的心态，用科学的手段防治疾病，配合医生治疗，减少复发；②加强颈肩部肌肉锻炼，工作空闲时，做头和双上肢的前屈、后伸、旋转运动，既能缓解疲劳，又能使肌肉发达，韧度增强，有利于颈椎的稳定性，增强颈肩适应颈部突然变化的能力；③纠正不良姿势和习惯，避免高枕睡眠，不要偏头耸肩，说话、看书时要正面注视，要保持脊柱的正直；④注意颈肩部保暖，避免长时间吹空调、电风扇，避免头颈负重，避免过度疲劳，坐车时不要打瞌睡；⑤及早彻底治疗颈肩、背软组织劳损，防止其发展为颈椎病；⑥劳动或走路时要避免挫伤，避免急刹车时头颈受伤，避免跌倒。

◎ 天麻陈皮猪脑汤

【组成】天麻 10 克　陈皮 5 克　猪脑 1 个

【制法】上三味药洗净后，天麻、陈皮切碎，和猪脑一起放到炖锅里，加水、适量盐，炖熟就可。

【用法】隔天吃 1 次。3 ~ 4 次起效。

【功效】疏通经络，平肝祛风。

【适用人群】颈椎病有头痛头晕、身体麻木表现的人。

◎ 颈椎病擦剂

【组成】仙灵脾 50 克　威灵仙 50 克　米醋 750 克

【制法】以上药物一起煎几次，离火备用。

【用法】把生姜切段,蘸上药液从上到下擦颈椎和颈椎两旁 1 寸(本人手中指第二关节的长度)处,颈椎要保持药液的湿润，擦到皮肤发红为止，疼痛部位可擦。每天 1 次。

【功效】疏通经络止痛。

【适用人群】颈椎病头痛头晕的人。

二、酒精中毒

俗话说"无酒不成席"，国人喜欢喝酒，很多事情都要放在酒桌上谈，不管酒量如何，喝是必须的，一喝就有可能喝多，喝多了就会醉。在医学上，醉酒叫做急性酒精中毒，是由于 1 次饮入过量的酒精或酒类饮料引起的中枢神经系统由兴奋转为抑制的状态，表现为一系列的中枢神经系统症状，并对肝、肾、胃、脾、心脏等人体重要脏器造成伤害，严重的可以导致死亡，大多数成人致死量为纯酒精 250 ～ 500 毫升。对于酒精的承受力，人和人的差别很大，这是由于胃肠吸收能力和肝脏的代谢处理能力是不一样的，这也造成了人之间的酒量不同。总之，醉酒对人体的伤害是很大的，如果喝醉了，就要想办法尽快让酒精对人体的伤害减轻或者消除。

◎ 萝卜醒酒方

【组成】白萝卜叶 50 克　食醋少许

【制法】把萝卜叶洗净，加水在砂锅里煎煮 10 ～ 20 分钟，加醋即可。

【用法】1 次喝完。

【适用人群】急性酒精中毒的人。

◎ 葛花萝卜汤

【组成】干葛花 60 克　鲜萝卜 2500 克

【制法】用葛花和萝卜煎水。

【用法】当饮料喝。

【适用人群】醉酒不醒的人。

小贴士

喝醉之后什么可以解酒？

1. 西红柿汁：一次喝300毫升以上，能让酒后头晕感逐渐消失。喝前如果加一点盐，还能帮助稳定情绪。

2. 蜂蜜水：能有效减轻酒后的头痛症状。

3. 橄榄：橄榄自古以来就是醒酒、清胃热、促食欲的"良药"，能有效改善酒后的厌食症状。既能直接吃，也能加冰糖炖服。

◎ **柑皮解酒方**

【组成】橘子皮适量　食醋少量

【制法】橘子皮洗干净后晒干，研成粉末，用食醋调制。

【用法】每天 1 次，用温开水送服。

【适用人群】醉酒不醒的人。

三、改善疲劳状态

疲劳是很多上班族最深刻的感觉，很多人经常加班，昼夜颠倒，作息没规律，饮食要么乱凑合，要么大鱼大肉没节制，长期处于高度紧张状态下，加上又缺乏运动，结果体内的生物钟乱了，该清醒的时候不清醒，白天上班总是呵欠连天，工作效率不高，晚上该休息了又来了精神，没法入睡。这里我们讨论怎样抗疲劳。

抗疲劳就是通过一些方法和手段来消除疲劳的感觉，从而使人感觉轻松有精神。抗疲劳主要以调理为主：①调情志：疲劳并不一定是繁重的工作引起的，有可能是因为情绪不稳定。当一个人情绪波动很大的时候，就容易身心憔悴。过度忧虑、悲伤或者欣喜，对身体其实都是一种伤害。所以，平静的心态是养生的关键；②调饮食：不知道你有没有这样的经历，当吃得多吃得好的时候，就会犯困，整个人觉得很累，不想思考。中医学认为，脾胃是人体的后天之本，需要精心照顾。保养脾胃最重要的方法一是保持清淡的饮食，二是饮食要有节制。要以蔬果等清淡的菜肴滋养五脏，吃饭的时候要细嚼慢咽，给身体一个缓冲期；③调起居：你常常会忙得天昏地暗，时间一长，身体就受到很大的伤害。所以要顺应天地自然规律，让自己的工作休息尽量符合自然规律，形成习惯；④调经络：按摩是最能让人感到放松、缓解身体疲劳的方法了。中医学认为，痛则不通，通则不痛。经脉畅通了，疾病才能得到治疗。所以，当你觉得十分疲倦的时候，去享受一下专业的按摩是最好的方法。以下介绍几个通过饮食来消除疲劳的方法。

◎ **枣仁莲子粥**

【组成】酸枣仁 10 克　莲子 20 克　枸杞 20 克　粳米和大米共 100 克

【制法】上面的原料洗净加水共同煮粥，可适量加糖。

【用法】当主食吃，可以经常吃。

【功效】安神补脑，健脾补肾。

【适用人群】长期感到疲劳，睡眠不好的人。

◎ 枸杞羊脑

【组成】羊脑 1 个　枸杞 30 克

【制法】把羊脑洗净，和枸杞一起盛在碗里，加适量葱末、姜末、料酒、盐，上锅蒸成豆腐脑一样即可。

【用法】当菜吃，可以经常吃。

【功效】补脑，调养躯体疲劳。

【适用人群】长期感到疲劳，记忆力不好的人。

◎ 黄芪鸡

【组成】黄芪 30 克　陈皮 15 克　肉桂 12 克　公鸡 1 只

【制法】把中药用纱布包好，和公鸡一起放入锅里，小火炖熟，食盐调味。

【用法】吃肉喝汤，可以长期用。

【作用】补气抗疲劳。

【适用人群】长期感到疲劳，体力差，容易感冒的人。

◎ 人参糯米粥

【组成】人参 10 克　山药　糯米各 50 克　红糖适量

【制法】先把人参切成薄片，和糯米、山药一起煮粥，等到粥熟时加入红糖。

【用法】趁温服用，每天 1 次。

【功效】补益元气，抗疲劳，强心。

【适用人群】长期感到疲劳，体力差，容易拉肚子的人。

专家提示　这个方子高血压、发热、便秘的人不适合用。

◎ 鳗鱼山药粥

【组成】活鳗鱼 1 条　山药　粳米各 50 克　各种调料适量

【制法】把鳗鱼剖开去内脏，切片放入碗里，加入料酒、姜、葱、盐调匀，和山药、粳米一起煮粥。

【用法】每天 1 次。

【功效】气血双补，强筋壮骨。

【适用人群】长期感到疲劳，乏力头晕的人。

四、消除抑郁情绪

现代社会竞争越来越激烈，几乎每个人都在超负荷运转，压力大，得不到很好的发泄，又没有足够的运动，这样很容易产生不同程度的抑郁情绪。抑郁是一种很常见的情感，当人们遇到精神压力、生活挫折、生老病死、天灾人祸等情况时，理所当然会产生抑郁情绪。几乎所有人都在某个时候觉得情绪低落，常常是因为生活中一些不如意的事情，但是持续性的抑郁则是另外一回事。在全世界，受某种形式的抑郁影响的人数占全部妇女的 25%，全部男性的 10%，以及全部青少年的 5%。需要提醒大家注意的是：抑郁情绪和抑郁症不同，正常人的抑郁情绪是由于一定的事物产生的，事出有因，过一段时间一般能够自己消失。而抑郁症通常无缘无故地产生，或者虽有不良因素刺激，但是"小题大做"，不足以真正解释产生抑郁症的原因。通过饮食可以减少抑郁情绪对人的影响，下面就介绍几种对抑郁情绪有作用的食疗方子，以供大家选择。

◎ 养心安神粥

【组成】莲子　龙眼肉　百合各 20 克　大米 150 克

【制法】中药和大米洗净后加水适量同煮成粥状即可。

【用法】每晚 1 次。

【功效】养心安神。可治疗抑郁症、失眠等。

【适用人群】抑郁状态的人。

专家提示　这款粥味美香甜，不仅可以作为抑郁症的食疗品，平时心情郁闷，偶有失眠也可以食用。

◎ **远志枣仁粥**

【组成】远志　炒枣仁　枸杞子各 15 克　大米 150 克

【制法】中药和大米洗净后加水适量，同煮成粥状即可。

【用法】每天 1 次，睡前 1 小时吃。

【功效】解郁安神。

【适用人群】抑郁状态的人。

◎ **首乌桑椹粥**

【组成】制何首乌 20 克　合欢　女贞子　桑椹各 15 克　小米 150 克

【制法】4 味药加水煎煮，去渣取药汁 300 毫升，再和小米粥同煮 5 分钟即可。

【用法】每天吃 2 次。

【功效】滋补肝肾。

【适用人群】抑郁状态的人。

专家提示　这个方子不仅可用于抑郁症的食疗，也能很好地改善失眠、健忘、烦躁等症状。

◎ **莲子百合粥**

【组成】莲子　百合　粳米各 30 克

【制法】一起煮粥。

【用法】每天早晚各吃 1 次。

【功效】滋补肝肾。

【适用人群】处于更年期心情抑郁的人。

专家提示　这个方子适合处于更年期，伴有心慌心跳、失眠健忘、身体乏力等症状的人。

◎ 甘麦饮

【组成】小麦 30 克　红枣 10 个　炙甘草 10 克

【制法】一起水煎。

【用法】每天早晚各喝 1 次。

【功效】养心安神。

【适用人群】更年期有抑郁症状的人。

专家提示　这个方子适合处于更年期，伴有烦躁心慌、忧郁易怒、潮热（自己感觉一阵一阵发热）出汗等症状的人。

◎ 枸杞肉丝冬笋

【组成】枸杞　冬笋各 30 克　瘦猪肉 100 克

【制法】猪油、食盐、味精、酱油、淀粉各适量。炒锅放入猪油烧热，投入肉丝和笋丝炒至熟，放入其他佐料即成。

【用法】每天作菜吃。

【功效】滋补肝肾，清热除烦。

【适用人群】抑郁状态的人。

五、缓解紧张情绪

紧张状态指持续的情绪或心情紧张。如果持续的时间不超过几个月，通常是由于外因引起的，属于适应性障碍。如果持续的时间超过半年甚至一年以上，就属于疾病了。

健康人在必要的时候可以让自己紧张起来，以此应付意外紧急情况或困难复杂的任务，一旦紧急情况过去，或任务解决了，或事情暂告一段落，又能够很快让自己放松，以便休息，这叫做张弛自调节能力。紧张状态意味着张弛自调节能力出现了障碍，患者没有办法让自己放松下来。所谓"过度紧张"，与其说是紧张程度的过分（这是难于评定的），不如说是丧失了自我松弛的能力。许多神经衰弱患者说他们得病的原因是工作学习过度紧张，这是不正确的。过度紧张也就是紧张状态，是一种症状或病理状态。

　　面对重重压力的上班族里，经常感觉情绪紧张的人是不少的，尤其是女性。成功的人会工作，也会休息；而不成功的人工作效率不高，同样休息也达不到缓解疲劳的目的。这类情绪紧张的人往往分不清工作和休息的界限，看起来总在工作，非常辛苦，可是工作效率不高，又休息不好，这样恶性循环下去，早晚会被各种疾病击倒。那么怎么缓解紧张情绪呢？下面介绍一些简单方法。

◎ 银耳灵芝羹

【组成】银耳 6 克　　灵芝 6 克　　冰糖 15 克

【制法】先把银耳、灵芝分别泡发、洗净，然后用小火炖 2 ～ 3 小时，等到银耳汤变稠后，捞出灵芝，调入冰糖即可。

【用法】每天吃 3 次。

【功效】滋阴润肺，健脾和胃，安神。

【适用人群】肺阴不足或肺肾两虚所致的咳嗽、心神不宁、失眠多梦、健忘的患者。

◎ 龙眼汤

【组成】龙眼肉 30 ～ 50 克

【制法】加水煎汤即可。

【用法】每天喝 2 次。

【功效】补益心脾，养血安神。

【适用人群】心脾两虚所致的健忘、失眠、烦躁、心慌的患者。

◎ 百合汤

【组成】鲜百合 100 克　　红枣 30 克　　莲子 25 克

【制法】加水适量煮烂。

【用法】每天饮用 100 ～ 150 毫升，连服半月。

【功效】滋阴养血，清心安神。

【适用人群】虚火上升，心烦多梦所致失眠的人。

◎ 红烧乳鸽

【组成】乳鸽 1 只

【制法】红烧。

【用法】食用。1 星期为一疗程，持续 1 个月，治疗效果显著。

【功效】补肝肾，益气血。

【适用人群】气血两亏，体虚力乏，常失眠，易出汗的人。

◎ 桂圆芡实粥

【组成】龙眼肉　芡实各 20 克　糯米 100 克　酸枣仁 15 克（煎汁去渣）

【制法】一起煮成粥。

【用法】食用时调入蜂蜜 30 克，分早晚服食。

【功效】补气养血，宁心安神。

【适用人群】出现神经衰弱、智力减退、失眠多梦等表现的人。

◎ 芝麻核桃粥

【组成】黑芝麻　核桃仁各 50 克　桑叶 60 克　粳米 100 克

【制法】桑叶煎汁去渣，芝麻、核桃仁研末，和粳米一起煮成粥。

【用法】加少许糖调味，早晚各服 1 次。

【功效】滋补肝肾。

【适用人群】肾虚导致的失眠多梦、腰酸腿痛的人。

六、抗视疲劳

视疲劳是目前眼科常见的一种疾病，患者的症状多种多样，常见的有近距离工作不能持久，出现眼和眼眶周围疼痛、视物模糊、眼睛干涩、流泪等，严重者头痛、恶心、眩晕。它不是独立的疾病，而是由于各种原因引起的一组疲劳综合征。其发生原因也是多种多样的，常见的有：①眼睛本身的原因，如近视、远视、散光等屈光不正、调节因素、眼肌因素、结膜炎、角膜炎、所戴眼镜不合适等；②全身因素，如神经衰弱、身体过劳、癔病或更年期的妇女；③环境因素，如光照不足或过强，光源分布不均匀或闪烁不定，注视的目标过小、过细或不稳定等。视疲劳的症状有眼疲劳、眼干涩、异物感、眼皮沉重感、视物模糊、畏光流泪、眼胀痛和眼部充血等，严重者还可出现头痛、头晕、恶心、精神萎靡、注意力不集中、记忆力下降、食欲不振、以及颈肩腰背酸痛和指关节麻木等全身症候群，少数患者可出现复视、立体视觉功能障碍、眼压升高、角膜损害等，青少年还可以出现近视眼或加深原有近视程度。有青光眼、眼表面或眼前节疾患者还可因眼的过度疲劳而引发或加重原有眼病。

◎ 枸杞桑叶饮

【组成】枸杞子 10 克　桑椹子 10 克　山药 10 克　红枣 10 个

【制法】把上述 4 种药物水煎两次（头汁、二汁）。

【用法】头、二汁相隔 3～4 小时服。

【功效】滋补肝肾明目。

【适用人群】容易视疲劳的人都可以服用。尤其是体质较差、头晕、胃口不好的人。

　　专家提示　枸杞子、桑椹子能补肝肾，山药、红枣可以健脾胃、养气血。视力疲劳的人如能长时间服用，既能消除眼疲劳症状，又能增强体质。

> **小贴士**
>
> **如何判断视疲劳？**
>
> 　　每个人可以自己判断是否患有视疲劳，即头痛、流泪、眼刺痛、视物模糊、复视、眼痛、畏光、眨眼、恶心、眼沉重 10 个症状中有 2 个或 2 个以上者，即可诊断。

◎ 黑豆核桃奶

【组成】黑豆粉一匙　核桃仁泥一匙　牛奶一杯　蜂蜜一匙

【制法】黑豆 500 克，炒熟后待冷，磨成粉；核桃仁 500 克，炒微焦去皮，待冷后捣如泥。取以上两种食品各一匙，冲入煮沸过的牛奶一杯后加入蜂蜜一匙。

【用法】早晨或早餐后服。或当早餐，另加早点。

【功效】滋补肝肾明目。

【适用人群】视疲劳兼有肾虚表现的人。

小贴士

明目佳品菊花茶

菊花具有养肝清火明目的功效，当你感到眼球疲劳时，可以沏上一杯热气腾腾的菊花茶，伏在杯口上用菊花茶的蒸汽熏眼，大约两三分钟即可消除眼球疲劳。不但如此，菊花的清香还可以在一定程度上缓解头晕、头痛，使你随时保持头脑的清醒、双目的清亮。

专家提示 黑豆含有丰富的蛋白质和维生素 B_1 等，营养价值高，又因黑色食物入肾，配合核桃仁，可增加补肾的力量，再加上牛奶和蜂蜜，这些食物含有较多的维生素 B_1、钙、磷等，能增强眼内肌力、加强调节功能，改善眼疲劳的症状。

◎ 羊肝红薯叶汤

【组成】鲜嫩红薯叶 100 克　羊肝 90 克

【制法】羊肝切片、红薯叶切碎，二者加水同煮熟即可，不要煮太久。

【用法】口服，每天 1 次，连续服 5 ~ 7 天。

【功效】养肝明目。

【适用人群】视力疲劳兼有肝血不足表现的人。

小贴士

肝血不足有什么表现？

肝血虚的人，会出现眩晕耳鸣，脸色白没光泽，指甲干枯脆薄，失眠多梦，视力减退，甚至夜盲，肢体麻木，女性月经量少色淡，甚至闭经。

专家提示 红薯叶中胡萝卜素的含量高于常见蔬菜，具有保护视力、预防夜盲的作用；羊肝有补血益肝明目的作用，经常用眼的人可以常吃。

超简单实用的 小偏方

◎ 菠菜炒猪血

【组成】菠菜 400 克　猪血 200 克　植物油　食盐　味精适量

【制法】菠菜洗净切段，猪血切块，锅里倒入油，烧至八成熟时加入猪血、菠菜。大火煸炒，熟后加入调料起锅。

【用法】佐餐吃。

【功效】养血补肝明目。

【适用人群】视力疲劳兼有肝血不足表现的人。

◎ 银杞明目汤

【组成】银耳 15 克　枸杞子 5 克　鸡肝 100 克　茉莉花 24 朵

【制法】银耳先发泡开、鸡肝切片、枸杞子入锅，加水和调料烧沸去沫，待鸡肝刚熟，装入碗里撒入茉莉花即可食。

【用法】每天 1 剂，连服 10 ~ 15 天。

【功效】补肝益肾，明目养神。

【适用人群】视疲劳的人都可以用。尤其适用于视物模糊、腰酸腿软的人。

专家提示　这个方子里鸡肝、枸杞子能够滋补肝肾明目，银耳能够养阴润肺，茉莉花能够理气化湿，合用可起到滋补肝肾、增进视力的作用。

◎ 猪肝胡萝卜汤

【组成】猪肝（鸡、鸭、羊、兔肝均可）80 克左右　胡萝卜 200 克　盐少许

【制法】猪肝、胡萝卜分别洗净切片，放在碗里，加适量水和盐，隔水煮熟即可。

【用法】吃肝、胡萝卜，喝汤，每天 2 ~ 3 次，每天 1 剂。

【功效】养肝明目。

【适用人群】视疲劳的人都可以用。

第四章

天生我"体"各不同，辨体而调保健康

　　体质，就是每个人在父母遗传旳基础上，在后天生长过程中逐渐形成的，相对比较稳定的身体素质。每个人都有不同的体质，有的是健康的，气血阴阳比较平衡，这种类型比较少；多数人有某方面的不足或某方面过胜，表现出来就是我们说的"亚健康"，时间一长就是各种疾病了。所以从这个角度讲，我们需要辨别自己的体质，然后针对性地进行调整，那么"亚健康"没了，自然也就不会生病，这是很重要的一个预防疾病的方法，提前投资，一本万利。

　　对于体质，东西方有不同的类型划分，常见的中医体质类型可分为平和质、气虚质、阳虚质、血虚质、阴虚质、痰湿质、湿热质、血瘀质、气郁质、特禀质10种。最常见的包括气虚、血虚、阴虚、阳虚、痰湿、湿热、气郁和血瘀8种，所以下面着重讲讲这8种体质的调理。

第一节　气虚体质

气虚体质从性质上来说，属于虚性体质，主要反映是脏腑功能的低下，整个人缺乏活力。气虚体质的人，五脏当中，肺脏功能和脾脏功能更弱一点。

一般来说，气虚体质的人，体型要么偏瘦，要么偏胖，皮肤和肌肉比较疏松，经常感到疲倦乏力，脸色偏黄或偏白，缺乏光泽，说话有气无力，爱出汗，一运动尤其明显，胃口比较小，大便不成形，平时容易感冒，怕风。如果得了病各种症状就会加重，有的出现气短，咳喘无力；有的出现不想吃饭，肚子胀；有的出现脱肛、子宫脱垂；有的出现心慌心跳剧烈，精神疲惫；有的出现腰膝酸软、小便多，男性滑精早泄，女性白带清稀等。

中医学认为气是人体生命活动的物质基础之一，就像汽车行驶需要汽油一样，人的各种活动都要靠气来推动，如果气不足，那么人这个"机器"自然就不能正常运转甚至出问题。《黄帝内经》上说"虚则补之"，所以调养气虚体质的原则就是补气养气。在人体的各种气里，只有肾中的元气是先天获得的，我们没法改变它，其他的气或多或少都和脾胃、肺有关。脾胃和饮食有关，肺和呼吸也就是运动有关，所以要补气，主要方法一个是饮食，一个是运动，缺一不可。下面介绍一些补气的小方子。

◎ 四君蒸鸭

【组成】嫩鸭 1 只　党参 30 克　白术 15 克　茯苓 20 克　调料适量

【制法】隔水蒸，吃肉喝汤。

◎ 人参莲肉汤

【组成】白人参 10 克　莲子（去心）15 个　冰糖 30 克

【制法】把白人参和去心莲子肉放碗里，用适量水泡透，再加冰糖，放蒸锅里隔水蒸炖 1 小时左右，早晚饭吃。

◎ 山药粥

【组成】山药 30 克　粳米 180 克

【制法】把上面的食材一起放到锅里，加适量清水煮粥，煮熟即可。可以经常吃。

◎ 党参黄芪粥

【组成】党参 20 克　黄芪 30 克　粳米 100 克

【制法】把党参、黄芪切片，放到锅里，加水煮汁，再和粳米一起煮成稠粥。可以经常吃。

◎ 龙眼洋参茶

【组成】西洋参（切片）6 克　龙眼肉 30 克

【制法】把西洋参和龙眼肉、白糖少许一起放盆里，加适量水，在沸水锅里蒸 40 ~ 50 分钟即可。

小贴士

气虚体质怎么养生？

1. 饮食：选用具有健脾益气作用的食物，如黄豆、白扁豆、鸡肉、鹌鹑肉、泥鳅、香菇、大枣、桂圆、蜂蜜等。少吃耗气的食物，如槟榔、空心菜、生萝卜等。

2. 起居：起居有规律，夏天适当午睡，平时注意保暖，避免出汗受风和过度疲劳。

3. 锻炼：可做一些柔缓的运动，如散步、太极拳、做操等，并持之以恒。平时可按摩足三里穴。

4. 情志：多参加有益的社会活动，多与别人交谈、沟通。以积极进取的态度应对生活。

第二节　阳虚体质

阳虚体质和气虚体质有点类似，就是很多人所谓的“寒性体质”。阳虚体质以热量不够，阳气虚，缺乏温煦，畏寒怕冷为主。这类人多形体白胖，肌肉松软。性格多沉静、内向。平常比较怕冷，手脚发凉，喜欢偏热的饮食，精神不振，睡眠偏多。脸色发白，眼皮发青或黑，嘴唇色淡，毛发易落，爱出汗，大便不成形，小便量多颜色发白。阳虚体质的人得病多是寒证，容易生痰，患水肿、腹泻、阳痿。不适应寒冷气候，所以寒冷季节容易得病，比较喜欢炎热的夏天。

　　造成阳虚的原因有很多，比如：①产前一盆火，产后一盆冰（怀孕的女性一般身体比较热，孕期吃了很多寒凉的食物，结果影响了胎儿的体质）；②幼年时期滥用抗生素，或某种原因用大量激素，或吃清热解毒的药太多，吃太多冰镇西瓜，喝大量的冰冻饮料、凉茶等；③过早、过度的性生活；④和工作环境有关系，如冰冻仓库的工人、灌装洗瓶的人、井下矿工等；⑤和饮食有关，如小时候挑食偏食，营养达不到要求，加上又缺乏锻炼，造成体质差。下面介绍一些阳虚体质可以使用的调理小方子。

◎ 人参胡桃汤

【组成】人参 6 克　核桃肉 15 克　生姜 5 片　大枣 7 个

【制法】把人参、核桃肉（带皮）切细，加水和生姜、大枣同煮，连煮 2 次，把 2 次煮好的液体混合均匀，分 2 ~ 3 次喝。

◎ 当归生姜羊肉汤

【组成】羊肉 500 克　当归 20 克　生姜 30 克

【制法】炖汤食用。

◎ 韭菜炒胡桃仁

【组成】核桃仁 50 克　韭菜 200 克

【制法】素炒。

◎ 升压粥

【组成】桂枝　炙甘草　肉桂各 9 克　大米 100 克　白糖 25 克

【制法】前三味药装入布袋，把袋口扎紧，和大米一起放到锅里熬粥，熬好后加入白糖即可。

◎ 狗肉粥

【组成】狗肉 250 克　生姜 3 克　粳米 100 克

【制法】狗肉洗净,剁成碎末,放到清水里煮沸,除去水面上的泡沫,再放入生姜片、粳米一起煮粥,等到粥成黏稠状时放盐、味精即可。

◎ 鹿角奶

【组成】牛奶 150 毫升　鹿角胶 10 克　蜂蜜 30 毫升

【制法】把牛奶放到锅里加热,煮沸前兑入鹿角胶,用小火缓慢加热,并用筷子不停搅拌,促使胶体溶化,等到鹿角胶完全溶化后,停火放温,最后加入蜂蜜,搅拌均匀。上下午分 2 次喝。

◎ 穴位按摩

有句话叫"气海一穴暖全身",意思是说气海穴有调整全身虚弱状态、增强免疫力的作用。在肚脐下 1.5 寸(大约二指宽)的地方,和肚脐相对的这个点,就是气海穴。需要注意的是:这个穴位的按摩比较特别,要用拇指或中指的指肚来揉,揉的力量要适中,每天揉 1 次,每次 1～3 分钟。

专家提示　您如果不是阳虚体质同样可以经常按摩气海穴,它可以强壮全身。

小贴士

阳虚体质怎么养生?

1. 精神:阳气不足的人常表现出情绪不佳,秋末冬初,怕冷体质更容易感到情绪低落,可以看喜剧、晒太阳、和朋友家人聚会、品美食、去郊游、泡温泉等。

2. 环境:冬季要避寒就温,春夏季要注意培补阳气,切不可在室外露宿,睡觉时不要让电扇直吹,空调房间室内外的温差不要太大,避免在树荫下、水亭中、穿堂风很大的地方呆太久。

3. 起居:注意保暖,夏天也不能贪凉,尤其要注意保护后背和腹部。不要熬夜,尽量11点前睡,冬天最好10点以后入睡。

4. 锻炼:"动则生阳",所以阳虚体质要加强锻炼,坚持不懈。可选择瑜伽、散步、慢跑、太极拳、五禽戏、八段锦、球类活动等,也可以练气功。

第三节　血虚体质

　　气和血是人体最重要的两种物质，相对而言，血对于女人更重要。女性的基本生理功能，如月经、怀孕、生产、哺乳等，都需要血的参与。内在的气血是不是充足，往往决定了面容肌肤是不是美丽。所以血虚体质往往在女性当中出现。

　　血虚体质的人没有明显的怕冷怕热的倾向，形体多偏瘦，由于血虚，经常精神不振、失眠健忘、注意力不集中，脸色淡白或者黄而没光泽，毛发细软，颜色发黄，容易脱落，嘴唇色白，女性月经量少色淡，平时爱头晕，心慌，指（趾）甲发白脆裂。因为血属阴，起滋润的作用，如果血虚，人体得病后也容易表现出各种热的症状，如口干舌燥，自我感觉身体或者手脚心发热，心烦等。

　　血虚的人，容易情绪低落，当烦闷不安、情绪不好的时候，可以听听轻柔舒缓的音乐，欣赏一场幽默的相声或喜剧电影，这样可使精神振奋。饮食方面可以经常食用荔枝、松子、黑木耳、大枣、桂圆、桑椹等食物，因为这些食物都有补血养血的作用。另外，血虚体质要少吃辣椒、肉桂、胡椒、芥末、大蒜等辛辣的热性食物，因为吃太多热性食物，容易产生内热，损伤阴血。同时也要注意戒烟、少饮酒、喝淡茶。下面介绍一些血虚体质可以使用的小方子。

◎ 糯米阿胶粥

【组成】阿胶 10 克　糯米 30 克　红糖少量

【制法】把阿胶捣碎，研成细末，把糯米淘洗干净，故入铝锅里，加适量水，先用大火烧开，再用小火熬煮到九成熟时，加阿胶粉和红糖，继续熬成粥即可。

【用法】隔日 1 次。

　　专家提示　这个方子具有补血止血、滋阴补肺、安胎的功效。适用于血虚、吐血、便血、虚劳咳嗽、妇女月经不调、胎动不安等。

血虚体质怎么养生？

1. 心情愉快，性格开朗，不仅可以增强人体的免疫力，而且还能促进身体骨骼里的骨髓造血功能旺盛起来，使得皮肤红润，面有光泽。所以要经常保持乐观的情绪。

2. 保证有充足睡眠和充沛的精力、体力，并做到起居有时、娱乐有度、劳逸结合。要养成科学健康的生活方式，不熬夜，不偏食，不吃零食，戒烟限酒，不在月经期或产后坐月子期间等特殊生理阶段同房等。

3. 要经常参加体育锻炼，特别是生育过的女性，更要经常参加一些力所能及的体育锻炼和户外活动，每天至少半小时。如健美操、跑步、散步、打球、游泳、跳舞等，可增强体力和造血功能。

◎ 胡萝卜粥

【组成】胡萝卜 100 克　粳米 100 克　调味品少许（食盐、味精）

【制法】把胡萝卜洗净，切成细末，在沸水中煮 5 分钟，把粳米淘洗干净，故入锅里，加水适量，用大火煮沸，再用小火煮熟，加胡萝卜稍煮即成。食用时，加入调味品少许即可。

【用法】根据个人食量食用，当天吃完。

专家提示　这个方子具有滋阴润燥、养血止血的功效。可以用于贫血、大便秘结。

◎ 龙眼肉粥

【组成】龙眼肉 15 克　粳米 100 克　白糖少许

【制法】把粳米淘洗干净,和龙眼肉一起放在锅里,用大火煮沸,再用小火熬煮成粥,加入白糖即可。

【用法】每周 2 次。可以长期吃。

专家提示　这个方子具有益心脾、补气血、安神的功效。适用于失眠，食欲不振，健忘，神经衰弱的人。

◎ 党参煲红枣

【组成】党参 15 克　红枣 15 个

【制法】煎汤代茶饮。

◎ 麦芽糖煲红枣

【组成】麦芽糖 60 克　红枣 20 个

【制法】加水适量，煮熟食用。

◎ 杞子红枣煲鸡蛋

【组成】枸杞 20 克　红枣 8 个　鸡蛋 2 个

【制法】枸杞、红枣加适量水煮汤，水开后放入鸡蛋。鸡蛋煮熟后剥壳再煮一会儿，吃蛋喝汤。

第四节　阴虚体质

　　阴虚体质的人体形一般比较瘦长，性情急躁，外向好动，比较活泼。经常手脚心发热，平常容易口燥咽干鼻干，口渴，喜欢喝凉饮料，大便干燥，舌头颜色偏红，还可能脸色潮红，有烘热感，两眼干涩，视物模糊，唇红微干，皮肤偏干，易生皱纹，眩晕耳鸣，睡眠差，小便黄。阴虚体质的人，平常容易得热象比较明显的病，或得病后容易出现阴虚的症状。平常不能耐受燥热的气候环境，对冬天较适应，到了夏天比较难受。

　　人体如果阴虚了，意味着他的精、血、津液不足了，如果阴不足了，阳气就相对偏旺了，而阳盛就会出现新陈代谢加快、体内津液耗损过度，形成口渴、干燥、便秘等热症。所以，阴虚体质的人养生方法主要以养阴降火、滋阴润燥为原则。平常要避免熬夜，饮食上多吃清淡、滋阴的食物。要避免工作过度劳累，顺应昼夜变化，保证正常的睡眠时间。避免精神过度紧张，情绪过激，以免耗伤阴血。

　　中医讲"春夏养阳，秋冬养阴"，秋冬季节人体阴气相对旺盛，这个时候我们就要因时制宜来调养身体，抓住金秋时节给自己滋养阴气。下面介绍一些适合阴虚体质的小方子。

◎ 莲子百合煲瘦肉

【组成】莲子（去心）30克　百合30克　猪瘦肉200克　盐

【制法】莲子、百合洗净加水适量，约煮半小时，猪瘦肉切条放入锅里煲至熟烂，加少量盐调味即可。

◎ 黄芪生地炖鳖肉

【组成】鳖肉250克　生地黄20克　黄芪15克

【制法】把带裙边的鳖肉切块，加入生地黄、黄芪、葱、姜、水，炖至肉烂，加盐和味精，吃肉喝汤。

◎ 麦冬甘草粥

【组成】麦冬15克　甘草10克　粳米100克

【制法】把麦冬去心，甘草切片，和大米一起熬粥喝。

◎ 芝麻粥

【组成】芝麻20克　粳米50克

【制法】用粳米熬粥，粥成后加入炒熟的芝麻调匀即可。

◎ 双参蜜耳饮

【组成】西洋参10克　北沙参15克　银耳10克

【制法】银耳水发，洗净捞出，西洋参、北沙参放到银耳里，加足量的水慢炖，汤稠后加适量蜂蜜即可。

小贴士

阴虚体质的人怎样调理身体？

1. 运动：只适合做中小强度、间断性的身体锻炼，可选择太极拳、太极剑、气功等动静结合的传统健身项目。皮肤特别干燥的人，可以多游泳。锻炼时要控制出汗量，及时补充水分。不适合洗桑拿。

2. 情志：平时要克制情绪，遇事要冷静，正确对待顺境和逆境。可以用练书法、下棋来怡情悦性，用旅游来寄情山水、陶冶情操。平时多听一些曲调舒缓、轻柔、抒情的音乐，防止生气。

第五节　痰湿体质

痰湿体质是目前比较常见的一种体质类型，当人体脏腑、阴阳失调，气血津液运化不正常，容易形成痰湿时，就可以认为这种体质状态是痰湿体质，多见于胖人，或过去瘦而现在变胖的人。痰湿体质的人通常体形比较肥胖，腹部肥满松软，面部皮肤油脂较多，多汗且黏，胸闷，痰多，面色淡黄而暗，眼皮微肿，容易疲倦，舌头比较胖大，舌苔白腻。或者经常嘴里发甜，身体沉重不清爽，喜欢吃油腻食品、甜食，大便正常或偏稀，小便不多或微混浊。性格偏温和、稳重，多善于忍耐。这种体质类型的人容易得高血压、糖尿病、肥胖症、高脂血症、痛风、冠心病、脑血管疾病等，对梅雨季节和潮湿的环境适应能力比较差。下面介绍几个痰湿体质比较适用的小方子。

◎ 山药冬瓜汤

【组成】山药 50 克　冬瓜 150 克

【制法】上面两种食材一起放到锅里，用小火煲 30 分钟，调味后即可食用。

◎ 清茶蒸鲫鱼

【组成】活鲫鱼 400 克　绿茶 5 克

【制法】把绿茶放到除去内脏的鲫鱼肚子里，平放在盘中，加猪油、绍酒、盐、鸡汤、葱段、姜片，上旺火蒸 10 分钟。把鱼汁倒出，加热，放味精、胡椒粉拌匀，浇在鱼上即可。

◎ 神仙鸭

【组成】鸭子 1 只　大枣　莲子各 49 粒　苦杏仁 15 克　人参 3 克　绍酒　酱油　食盐　味精适量

【制法】以上食材一起隔水蒸，吃肉喝汤。

◎ 橘皮粥

【组成】橘皮 15 克　粳米 100 克

【制法】橘皮先煮 20 分钟，去渣留汁，把粳米放入橘皮汁中煮粥，成稠状时加适量白糖即可。

◎ 三物化痰粥

【组成】薏苡仁 30 克　炒扁豆　山楂各 15 克　白糖适量

【制法】把薏苡仁、扁豆、山楂放水里煮到熟烂成粥，加入白糖即可。

小贴士

痰湿体质养生需要注意什么？

1. 加强运动，增强脾胃功能。
2. 不要在潮湿的环境里久留，在阴雨季节要避免湿邪的侵袭。
3. 平时应该定期检查血糖、血脂、血压等，发现问题尽早针对性解决。
4. 嗜睡的人要逐渐减少睡眠时间，多进行户外活动，让日光使得身体机能活跃起来。
5. 洗澡要洗热水澡，最好能适当出汗；穿衣尽量宽松，面料以棉、麻、丝等透气散湿的天然纤维为主，这样有利于汗液蒸发，祛除体内湿气。
6. 注意保暖。因为湿遇温则行，遇寒则凝。寒凉的天气不利于水湿在体内运化，常伤及脾胃。

第六节　湿热体质

由于生活环境、饮食习惯等的变化，现代人里湿热体质的比例也越来越高。出现这种体质，有的是先天遗传来的，有的是由于长期生活在潮湿地区，有的是因为喜欢吃油腻甜食等，有的是由于长期饮酒，导致体内湿热内蕴。

湿热体质的人一般形体偏胖，平常脸上油脂比较多，爱长痤疮粉刺，舌头颜色偏红，舌苔发黄而且很厚，容易口苦口干，身体沉重，容易疲倦。还会出现心烦，眼睛经常出现血丝，大便黏，小便黄少，男性容易阴囊潮湿，女性常见白带量多色黄。性格多急躁易怒。湿热体质的人容易得各种皮肤病、肝胆病、结石等。对潮湿或气温偏高（尤其是夏末秋初，气候湿热）的环境较难适应。下面几个小方子湿热体质的人可以选择用一下。

◎ 茵陈粥

【组成】茵陈 30 克　白糖 6 克　粳米 50 克

【制法】先把茵陈洗净，煎煮取药汁，和粳米一起煮粥，粥快要煮好时加入白糖煮沸即可。

专家提示　这个方子有清利湿热、利胆退黄的作用，可以用于慢性肝炎恢复期或者一般湿热体质的调理。

◎ 瓜皮茅根汤

【组成】西瓜皮　赤小豆　白茅根各 50 克

【制法】上三味加水煎服，每天 1 次。

专家提示　这个方子的作用是清利湿热。其中西瓜皮能清热、利小便，《本草再新》记载它能"化热除烦，祛风利湿"；赤小豆能利水消肿，清热解毒；白茅根清热利尿，凉血止血。

◎ 三豆饮

【组成】赤小豆　黑豆　绿豆各 100 克

【制法】以上三种食材加水煮烂，调入适量白糖，吃豆喝汤。

专家提示　这个方子具有健脾补肾、清热利湿的功效。可以用于脾肾不足、湿热阻滞导致的水肿、小便不利的治疗，尤其是妇女妊娠期水肿、夏季水肿最为适宜。

◎ 玉米须赤豆饮

【组成】玉米须　赤小豆各 30 克（玉米须新鲜者 100 克）

【制法】玉米须洗净，用纱布包好后，和赤小豆加水同煮至豆熟，吃豆喝汤。一日 2 次。

◎ 薏米冬瓜赤豆汤

【组成】薏苡仁 30 克　冬瓜 200 克　赤豆 30 克

【制法】以上 3 种食材一起加水，煮熟即可。可以当茶水喝。

超简单实用的 小偏方

湿热体质的食疗

湿热体质是以湿热内蕴为主要特征的体质状态，平常可以多吃具有清热利湿作用的食物．如薏苡仁、莲子、茯苓、赤小豆、蚕豆、绿豆、鸭肉、鲫鱼、冬瓜、丝瓜、葫芦、苦瓜、黄瓜、西瓜、白菜、芹菜、卷心菜、莲藕、空心菜等。体质内热较重的人，不可以吃辛辣燥烈、大热大补的食物，如辣椒、生姜、大葱、大蒜等；对于狗肉、鹿肉、羊肉、酒等温热食品和饮品也要少吃少喝。

第七节 气郁体质

气郁体质是由于长期情绪不畅、气机郁滞而形成的以性格内向不稳定、忧郁脆弱、敏感多疑为主要表现的体质类型。人体的气是人的生命活动的根本和动力，生命活动的维持，必须依靠气。人体的各种生理活动，实质上都是气在人体内运动的具体表现。当气不能外达而结聚在体内时，就形成“气郁”。中医学认为，气郁多由忧郁烦闷、心情不舒畅所致。人如果长期气郁，就会导致血运行不畅，严重影响健康。一般来说，气郁体质的人形体偏瘦，性格内向不稳定，忧郁脆弱，敏感多疑，平常多表现出忧郁面貌，神情多烦闷不乐。还会胸胁胀满，或走窜疼痛，喜欢叹气，或打嗝，或嗓子里有异物感，或女性乳房胀痛，睡眠较差，食欲减退，心慌心跳，健忘，痰多，大便偏干，小便正常。气郁体质的人，容易得抑郁症或其他精神疾病、失眠、慢性咽炎等，对精神刺激适应能力较差，不喜欢阴雨天气。气郁体质的人可以用以下几个方子进行调理。

◎ 菊花鸡肝汤

【组成】银耳 15 克　菊花 10 克　茉莉花 24 朵　鸡肝 100 克

【制法】银耳洗净撕成小片，清水浸泡待用；菊花、茉莉花温水洗净；鸡肝洗净切薄片备用；把水烧沸，先放适量料酒、姜汁、食盐，然后下入银耳和鸡肝，烧沸，打去浮沫，等到鸡肝熟后，调味。再放入菊花、茉莉花稍煮沸即可。

◎ 茯苓蒸排骨

【组成】茯苓 60 克　猪排骨 400 克　大米 150 克

【制法】把大米、茯苓、八角、花椒炒香研粉，猪排剁成段，姜切片，葱切段，排骨放入盆中，加混合粉、盐、味精、酱油、料酒、葱姜，蒸 45 分钟即可。

◎ 黄花木耳汤

【组成】干黄花菜 30 克　黑木耳 6 克　瘦猪肉 50 克　土豆淀粉 10 克

【制法】把黄花菜和黑木耳用清水泡发，瘦肉切成丝，拌土豆淀粉上芡。锅里加水适量，烧开后下肉丝、黄花、木耳、酱油再煮 3 ~ 5 分钟即成。

◎ 百合炒青笋

【组成】百合 30 克　青笋 200 克　红椒 25 克

【制法】把百合用水浸泡 3 小时洗净，青笋去皮，切成菱形片，加入姜葱爆炒即可。

◎ 薯蓣半夏粥

【组成】山药 30 克、半夏 30 克、白糖适量。

【制法】山药制成细末，半夏用温水浸泡，淘洗数次以去矾沫，加水煎煮 5 分钟，取汁 250 毫升。把半夏汁倒入山药末中拌匀，加清水适量煮 3 ~ 5 分钟，加白糖调味。1 日 3 餐食用。

◎ 竹茹芦根茶

【组成】竹茹 30 克　芦根 30 克　生姜 3 片

【制法】水煎，代茶饮用。

◎ 橘朴茶

【组成】橘络 3 克　厚朴 3 克　红茶 3 克　党参 6 克

【制法】4 味一起制成粗末，放入茶杯里用沸水冲泡 10 分钟即可，随饮随冲，至味淡为止，每天 1 剂。

◎ **酸枣仁麦麸饮**

【组成】酸枣仁 10 克　麦麸 30 克　冰糖屑 15 克

【制法】把酸枣仁炒裂口，麦麸去杂质，一起装入纱布袋，扎紧口，放入锅里，加入 300 毫升水，用大火烧沸，再用小火煮 25 分钟，取出药袋，加入冰糖屑即可。

小贴士

气郁体质的养生调理

　　疏通气机是气郁体质的养生原则。忧思郁怒、精神苦闷是导致气血郁结的原因所在，气郁体质的人性格多内向、缺乏和外界的沟通，情志不达时精神就处于抑郁状态。所以，气郁体质的养生法重在心理卫生和精神调养。可以多参加社会活动、集体文娱活动；常看喜剧和富有鼓励、激励意义的电影、电视，不要看悲剧；多听轻快、明朗、激越的音乐；多读积极的、富有乐趣的、展现美好生活前景的书籍，以培养开朗、豁达的性格；在名利上不计较得失，胸襟开阔，不患得患失，知足常乐。另外，气郁体质的人，卧室要保持安静，禁止喧哗，光线宜暗，避免强烈光线刺激。

第八节　血瘀体质

　　血瘀体质就是全身性的血脉不那么畅通，有一种潜在的瘀血倾向。在气候寒冷、情绪不舒等情况下，很容易出现血脉瘀滞不畅或阻塞不通，也就是瘀血。瘀血阻塞在什么部位，什么部位就发暗发青、疼痛、干燥瘙痒、出现肿物包块，当然这个部位的功能也会受到影响。典型的血瘀体质，形体偏瘦的居多。常见表情抑郁、呆板，面部肌肉不灵活，容易健忘，记忆力下降。而且因为肝气不舒展，还经常心烦易怒。

　　"瘀血不去，新血不生"，微循环不畅通，直接影响身体组织的营养，就算吃得不少，也到不了该去的地方发挥营养作用。而且由于下游不畅，时间久了也会使"上游"食欲受到影响。血瘀体质的人，皮肤干燥很常见，皮肤干燥常引起瘙痒，中医学认为这是风，"治风先治血，血行风自灭"，瘙痒是血脉不畅通在皮肤上的反应。血瘀体质的人，典型的会在舌头上有长期不消的青紫色的瘀点或瘀斑，卷起舌头，舌下两条小静脉又粗又长，有的甚至能一直延伸到舌尖部位。这都是判断血瘀体质的一些标志。血瘀体质可以使用以下的小方子进行调理。

◎ 益母草煮鸡蛋

【组成】益母草 30 ~ 60 克　鸡蛋 2 个

【制法】用益母草先煮汤，再用药汤煮鸡蛋。鸡蛋煮熟后，吃鸡蛋喝汤。每天 1 次，连用 5 ~ 7 天。

◎ 三七蒸鸡

【组成】母鸡 1 只（约 1500 克）　三七片 20 克　姜　葱　料酒　盐各适量

【制法】把母鸡隔水蒸熟，吃肉喝汤。

◎ 糯米甜醋炖猪脚

【制法】把猪脚洗干净，切块，先用开水焯一下去血水。锅里放糯米甜醋半瓶，去皮生姜若干块（不要切片）、去皮熟鸡蛋若干个、猪脚，然后加入清水。放在火上炖三四个小时。每天可以吃 1 ~ 2 小碗，喝醋吃猪脚、鸡蛋。

◎ 红花鱿鱼面

【组成】红花 10 克　鱿鱼 50 克　挂面 250 克

【制法】红花洗净，鱿鱼发透洗净切片，葱切段，姜切片。锅放大火上，油烧热，放葱、姜爆香，下鱿鱼、红花炒香，加水适量煮熟，放盐、鸡精做成汤卤。清水煮挂面，熟后把面捞出，将汤卤倒入即可。

◎ 黑豆川芎粥

【组成】川芎 10 克　生山楂 15 克　黑豆 25 克　粳米 50 克

【制法】川芎用纱布包裹，和生山楂、黑豆、粳米一起入水煮熟，加适量红糖，分次温服。

◎ 丹参芹菜粥

【组成】丹参 15 克　芹菜 60 克　粳米 150 克

【制法】丹参切片，芹菜切段，葱切碎。粳米、丹参、芹菜放入锅里煮粥，加葱花、盐、鸡精搅匀即可。

◎ 红花绿茶饮

【组成】红花　绿茶各 5 克

【制法】放入杯子里，沸水冲泡即可。